病院管理学入門

第5版

杏林大学医学部名誉教授
高橋　政祺

医学書院

This is a Japanese language publication entitled "Byoinkanrigaku-nyumon" which is cataloged in the National Diet Library. Translated title, the years of publication are as follows:

Hospital Administration-An Introductory Manual

Masayoshi Takahashi, M.D.
Emeritus Professor of Hospital Administration,
Kyorin University, School of Medicine

© Fifth edition, 2000 published by IGAKU-SHOIN Ltd., Tokyo

Printed and bound in Japan

病院管理学入門（第5版）
発　行　1967年11月15日　第1版第 1 刷
　　　　1972年10月 1 日　第1版第 3 刷
　　　　1973年11月15日　第2版第 1 刷
　　　　1987年 9 月15日　第2版第19刷
　　　　1988年 6 月15日　第3版第 1 刷
　　　　1993年 4 月 1 日　第3版第 6 刷
　　　　1995年 3 月 1 日　第4版第 1 刷
　　　　1999年 3 月15日　第4版第 3 刷
　　　　2000年 4 月15日　第5版第 1 刷
　　　　2013年10月15日　第5版第 7 刷
著　者　高橋政祺
　　　　　たかはしまさよし
発行者　株式会社　医学書院
　　　　代表取締役　金原　優
　　　　〒113-8719　東京都文京区本郷1-28-23
　　　　電話　03-3817-5600(社内案内)
印刷・製本　三報社印刷

本書の複製権・翻訳権・上映権・譲渡権・公衆送信権(送信可能化権を含む)
は(株)医学書院が保有します。

ISBN978-4-260-24067-3

本書を無断で複製する行為(複写, スキャン, デジタルデータ化など)は,「私的使用のための複製」など著作権法上の限られた例外を除き禁じられています。大学, 病院, 診療所, 企業などにおいて, 業務上使用する目的(診療, 研究活動を含む)で上記の行為を行うことは, その使用範囲が内部的であっても, 私的使用には該当せず, 違法です。また私的使用に該当する場合であっても, 代行業者等の第三者に依頼して上記の行為を行うことは違法となります。

JCOPY　〈(社)出版者著作権管理機構　委託出版物〉
本書の無断複写は著作権法上での例外を除き禁じられています。複写される場合は, そのつど事前に, (社)出版者著作権管理機構(電話 03-3513-6969, FAX 03-3513-6979, info@jcopy.or.jp)の許諾を得てください。

第5版のはじめに

　西歴2000年を迎えた。21世紀まで生が与えられていようとは思わなかったし，それにもまして本書が初版から33年もの長年月存続していることが奇跡のようでもある。

　日本大学医学部の病院管理学教室の講師になったのは31歳の時であるから若かった。そして日本病院協会では橋本寛敏会長や小野田敏郎副会長の日本の病院を良くしようという運動の熱気に煽られてその研究会活動に参加した。加えて44歳の時に杏林大学医学部創立に際して教授の職を与えられ，病院管理の実務の担当までもすることができた。非常に有難いことで，机上の空論ではない仕事をさせて頂いた。なかなかこのような幸運には廻り合えないものである。

　非常に面白い人生を送らせて頂き，そして無事に定年退職できた。この著書も今回が第5版で6万部も販売したというのであるから驚いているのは著者自身である。

　私は戦後のあの荒廃した病院を見ているので，今の病院の姿が夢のように見える。よくもよくもここまで来たものである。バラック小屋が金殿玉楼に生れ変ったようにさえ見える。しかしながら病院管理の問題点は尽きない。それは医療は掛け替えのない人間の生命を対象にしており，その医学医療の粋を集めて行なう病院医療の向上を目指しているからである。

　今回の改訂はかなり大幅に行なったつもりではあるが，旧版の尾を引き摺っている。しかしこれは歴史の重みでもあると割り切って脱稿に踏み切った。本書初版刊行の翌日生まれた伜政照も医師になっていることでもあり，次回には手伝わせてもう一度改訂新版をと夢みて第5版の序文とする。

　　平成12年3月18日

　　　　　　　　　　　　　　　　　　　　　　　　　著　者

第4版のはじめに

　今年は戦後50周年の記念の年である。長い日々であったが，この戦後も東京オリンピックの前と後では，時代も世相も異なって二つの時代に区分される。この昭和39年(1964)は東海道新幹線が開通した年でもあり，敗戦後の混乱期から立ち直り，高度経済成長によって新生日本が誕生した年でもあった。

　本書はこのような東京オリンピック直後の時代に，病院もようやく新しい方向を見出して整備されつつある状況の中で書かれたものであった。私も病院管理学をやり始めて10年程になり，教授用としての教科書を必要として著述したものであった。

　本書の構成は初版から同じままで，院内感染や医療評価などまで取り入れたので，初版当時は変わった構成であると批評されたり，倫理の項も医の倫理ということは昔から言い古されていたが，病院の倫理という言葉は誰もまだ使っていない頃であった。今になって考えてみると，この10章構成は妥当であったようで，そのためミニコミの分野である病院管理学の本としては珍しく30年もロングセラーを続け，発行部数も優に5万部を越え，今日に至っている。部分的な改訂は増刷の都度行なってきたが，今回は病院の業務のところをかなり手直しした。

　わが国の病院はまだ多くの課題をかかえている。今日のように出生も死亡も病院でとなると，このソフト面の病院管理について，もっと沢山の方々が関心を持って下さってもよい。そしてその内部管理について，もっと研究が進んでもよい。この入門書もそのために役立ちたいものだと思う。

　　平成7年1月15日

　　　　　　　　　　　　　　　　　　　　　　　　　　著　者

第3版のはじめに

　病院管理学を専攻するようになって、私も今年で丁度30年となった。思えば長い日々で、その間におけるわが国の病院の進歩発展はすばらしいものである。初期の頃は中央化の全盛時代で、新しい病院管理とは中央化を推進することだと言うことで、合理化も能率化もすべて中央化という時代であった。

　病院管理学は、このように病院の内部管理の方法論に端を発してわが国に導入されたが、最近ではその範囲が医療制度論にまで拡大され、医師を初め病院全従業員にとっての基本的な常識として非常な勢いで普及してきている。本書の旧版は今の大学に赴任した当時、部分改訂を行なって責をまぬがれていたものであったが、このような情勢から購読層が増え発行部数が2万部を越えた頃から書肆より全面改訂をして、新しい読者に応えるべきであると要請されるようになっていた。

　そして本書で取り扱っている病院医療の組織としての行なわれ方は、病院の勤務者にとって必須の知識とされるようになった。今日、医療の中心が病院医療となり、その役割への期待がますます高まるにつれ、医療人としても改めてこの病院医療の本質について振りかえって考えてみる時期になり、本書の存続の価値もあろうというものである。

　個人的には本書は著者にとって、子供の誕生の記念に書き始めたもので非常に思い出が深い本である。その子供は二人とも大学生になり、本書出版の翌日誕生した長男も医大生となっている。20年目の改訂としてはあまり大規模ではなかったが、ともかくようやく長年の懸案を果たし得て一息をついたような気分でもある。

　　昭和63年5月5日

　　　　　　　　　　　　　　　　　　　　　　　　　　著　者

第 2 版のはじめに

　最近新しく建設される病院の立派なことは目を見張るばかりで，全国津津浦々と言いたいくらい，どの地方へ行っても非常にモダンで重装備された病院が見られるようになった．その運営も近代的で組織医療ということが，掛声だけでなく実践の時代になってきたことを感じる．あの戦後の混乱期の病院と比較すれば雲泥というか，よくもここまでという気がする．

　この戦後の急速な病院近代化の波に勢をつけ，魂を植えつけた先達者として，聖路加国際病院長 橋本 寛敏先生の功績を忘れることはできない．筆者などは，ただ畏敬の念をもって仰ぎ見ていたのみであるが，病院医療というもののあり方を，実践をもって教示されたのであった．まさに偉人であられた．

　患者のための病院を作ると口で言うのは易しいが，これを具現することは一朝一夕でできることではない．単に医師の能力や，設備の多寡ではないのであって，病院勤務者全員が，患者診療の一翼を荷っているという使命感に結集して，総力を傾注した時に，初めて組織医療の虹が七彩に美しく輝き出すのである．水と光はどこにでもあるが，その総合として虹の美しさを顕現できる病院はそう数多くはない．こうありたいと努力しても，なかなか虹を発散することは難しいが，なんとかして，この光芒を放ちたいものである．

　本書の初版は長女誕生を機に執筆し始め，翌年長男誕生の前日に出版されたものであったが，聖路加国際病院で生まれたその長男も，早や来年は小学校というまでになったが，初版時に入れられなかった橋本先生の写真を掲載することができたのは非常な喜びである．

　　昭和 48 年 8 月 22 日

著　者

第1版のはじめに

　昭和23年7月医療法が施行され，わが国の病院は新しい夜明けを迎えた。そして翌24年6月，厚生省病院管理研修所が設立されて，病院管理が導入され，早くも20年に近い歳月が過ぎた。しかし今まで，病院管理の研修というと対象はすべて管理者であった。

　ところで，私どもの日本大学に病院管理学の講座が設けられたのは昭和32年4月であり，永澤　滋教授を主任として医学部に設置されたのである。そして著者もその一員となって10年を経過した。この間，ふしぎな話であるが，管理者でない人ばかりに病院管理を説くめぐり合わせとなった。医学部学生に対する講義，医局員，看護婦，技術員，事務員など新採用職員の教育を担当してきたのである。

　柔道に受身というのがある。投げに法があれば，それを受けるにも理法がある。柔道修業の第一歩は受身の修得から始めなければならない。それと同じように，近代病院の勤務者は新しい病院を理解しなくてはならない。現在，たくさんの病院管理に関する成書が発行されているが，すべて管理者向きの専門書であり，このような一般の病院勤務者に新しい病院を理解してもらうことを目的として書かれたものはない。

　病院管理が，学の体系をなしているかどうかについては議論のあるところである。本書も著者の浅学のため，まだその体系を形作るに至っていないかもしれない。しかし斯学は応用科学として，今後ぜひとも発達させなければならない一分野であり，非才を顧みずあえて「病院管理学入門」と名づけて上梓する次第である。

　　昭和42年8月22日

　　　　　　　　　　　　　　　　　　　　　　　　　著　者

目次

第1章 病院管理学の登場とその歩み ……1
1. 新しい医療の展開 ……1
2. わが国の病院の歴史的背景 ……3
3. 病院管理学の発展 ……5
4. 戦後のわが国の病院の近代化 ……9

第2章 現代の医療 ……13
1. 医療の普及 ……13
2. 地域医療計画 ……16
3. 包括的医療 ……18
4. 医療機関の再編成と老人医療 ……19

第3章 病院のあり方 ……23
1. 病院の機能 ……23
2. 病院の倫理 ……27
3. 診療情報の管理 ……31

第4章 管理論 ……35
1. 経営管理論の発達 ……35
2. 近代管理の病院における展開 ……40

第5章 組織論 ……45
1. 組織の原理 ……45
2. 病院の組織 ……56

第6章 人間関係論 ……65
1. 人間関係論の登場 ……65
2. わが国の雇用関係の特徴 ……68
3. 病院における人間関係 ……71

4．動機づけと教育訓練 ……………………………………………79

第7章　病院の業務 ……………………………………………81
1．診療部門 ……………………………………………………81
2．中央診療施設部門 …………………………………………86
3．看護部門 ……………………………………………………97
4．薬剤部門 …………………………………………………102
5．給食部門 …………………………………………………104
6．医療福祉相談部門 ………………………………………107
7．診療情報管理部門（病歴室）……………………………109
8．事務部門 …………………………………………………113
9．施設部門 …………………………………………………115
10．ハウスキーピング部門 …………………………………117

第8章　業務の合理化と医療の評価 …………………………119
1．業務の合理化 ……………………………………………119
2．医療評価 …………………………………………………122

第9章　病院の財務と採算性 …………………………………131
1．企業会計制度と財務諸表 ………………………………131
2．損益分岐点分析 …………………………………………132

第10章　院内感染の管理 ………………………………………139
1．病院における感染の問題 ………………………………139
2．院内感染防止のための対策 ……………………………141

第11章　病院業務の電子化 ……………………………………146
1．コンピュータ化の進展 …………………………………146
2．電子カルテの登場 ………………………………………147
3．電子カルテの実用化とその認定 ………………………149

文献 …………………………………………………………………153
付録　医療専門職の種類とその資格 ……………………………155
索引 …………………………………………………………………159

第1章
病院管理学の登場とその歩み

1. 新しい医療の展開

　社会は変動し，畝りにも似た歴史の流れは刻々とその内容を変えていく。明治初年欧米の近代国家を目標に建設されたわが国は，第二次世界大戦の敗戦によって一旦は壊滅したかに見えた。それが今日では経済的にも米国に並ぶ富有な国となり，国民の衛生状態を端的に示す指標である平均寿命が，男女共世界一の水準に達するところまで向上してきた。
　これは一億総中流階級と言われる社会主義的自由主義経済機構の成功によるものであろう。戦後のわが国の達成した大きな功績は平均化である。平等という名の元に行なわれたあらゆる分野での平均化によって，個人ごとの格差が少なくなってきたのである。
　医療の分野でも昭和36年（1961）国民皆保険が実施され，国民の誰もが医療費負担の心配なく，必要な時に必要な医療が受けられるようになった。こうして静かな革命が年と共に進行し，気が付いてみると世界一の長寿国民になってしまっていたのであった。
　この皆保険制度による国民の医療に対する意識の変化は大変なもので，考え方が一変したといってもよい程の大きなものである。それまでは患者側は医療費を医師に対してのお賽銭のような意識で支払っていた。医師側

では思召で結構などという言い方があった。原価に対する対価としてではなく、社会通念上適当と思われる額を患者は薬礼として差し出していたのであった。

　それが事情が一変した。医療が社会政策の一環として行なわれるようになり、当然のことながら医療費も経済原則に則った支払制度になった。そして在来の個人の医師が行なっていた医療の他に、病院という組織体が行なう病院医療というそれまであまりなかった組織による医療が大きく、国民の目の前に登場してきた。わが国の場合、これが中央診療施設という臨床検査機構などの整備の時期と重なったので、病院へ行けば個人の開業医では受けられない高度医療が受けられるとして、患者の病院への殺到ということが起こったのであった。

　これに更に力を与えたのが総合病院という制度と、戦後アメリカ占領軍が持ち込んだ病院管理の体制である。それまでの医療ではあまり表面化していなかった業務の専門化と分業が病院に持ち込まれ、各専門医の協力診療と各医療専門職種の組織的協力による医療体制が、病院の進むべき方向として打ち出され、病院管理学としてわが国に新登場してきたのである。

　こうしてそれまで個人の開業医に受療するのが主流であったわが国の国民医療が、急激に病院医療を主役とする方向へ大転換していったのであった。

　これに続いて国民皆保険制度によって、医療費の個人負担の心配なく医療が受けられ、どこの医療機関へも自由に受診できることが、ますます高度医療を行なう医療機関へ患者の足を向けさせることになり、大学病院が軽症の頭痛や腹痛の患者の殺到に頭をかかえるまでになった。

　こうして膨大な数に膨れ上がった受診患者数に対処するため、昭和40年代末、田中角栄内閣が一県一医大政策を採って、年間医師養成数を8,000人と倍増し、全国の病院数も1万という病院医療の時代へと進んできてしまった。

　それに加えて、平均寿命の急速な延びは少子化の同時進行によって、総

人口の老齢化率が高まり，老人人口の著明な増加となって現れてきた。こうしていつの間にか，かなりの病院が老人病院となってしまい，老人病患者を収容する慢性病院に移りかわってきた。

わが国の現状の総病床数は急性病院の病床数としては欧米諸国とくらべて過多であるので，平成年間に入ると急性疾患患者病床と慢性患者病床とを分離する政策が登場し，慢性疾患患者を収容する療養型病床群という制度が医療法で設定されるようになった。

さらに1998年頃より，在来成人病と呼称していた老人病を厚生省は生活習慣病という表示に改め，これら疾患群は老人の生活習慣によって助長されるということを強く国民に呼びかけるようになった。それぞれ1人1人が生活習慣を健康的に調節することにより，その発生を遅らせまたは回避することができると宣伝することによって，増加する一途の老人が健康的な生活を少しでも長く送れるようにという健康政策を打ち出したのである。

そして新しい21世紀を迎えるに当たって，医療制度の見直しも行なわれるようになり，平成12年（2000）から介護保険法が施行され，老人医療から介護を分離することになった。

2．わが国の病院の歴史的背景

欧米の病院には非常に長い歴史を持つ病院がある。ヨーロッパでは創立千年などという病院すらある。わが国でも病人を収容する病院の起源をたずねれば，奈良時代に施薬院と悲田院が貧窮者や病者を収容して養ったということがあり，光明皇后が施薬院で癩患者の入浴を介護した説話なども伝わっている。平安時代にかけて，また鎌倉時代にも施療活動が行なわれた記録もある。さらに近世の江戸時代になると，享保7年（1722）に町医の小川笙船が幕府に施薬院制度の再興を願い出て許可され，小石川薬園の中に養生所がつくられ，貧困の病者を収容し，初め40床，後に170床とな

り，年額700〜840両の経費を要したというが，これらはいずれも官制の極貧階級の者に対する施療を行なう社会事業施設であった。そしてこれらの制度は，すべて明治維新とともに滅んでしまっているので，これ以前の歴史はあまり今日の病院にかかわりをみせていない。

明治新政府は欧米化による新国家建設の一環として，漢方を廃して西洋医学を採ることになり，文部省は明治7年（1874）医制を制定公布し，明治9年（1876）の医術開業試験，明治12年（1879）の医師試験規則を経て，明治16年（1883）の医術開業試験規則および医師免許規則に至って，ついに制度上から漢方は消えてしまった。

したがって今日の病院も医療もわずか百数十年の歴史があるだけで，それ以前のことはほとんど関係がなくなってしまった。洋式病院の始まりは，徳川幕府が初めて公式に西洋医学の教習所の教官として招いたポンペ*が，文久元年（1861）開設した長崎養生所ということになる。ポンペはオランダの人で長崎医学所を開設し，臨床実習のために長崎養生所を付属させた。病床数ははじめ120床で外来患者も扱い，それまでの施療施設とは異なり有料であって，今日のわが国の病院の原型がここに見られる。現在，各都道府県に残らず医科大学が創設され，地域医療圏構想の中心となっている姿をみると，このような医育機関付属病院がわが国の洋式病院の最初のものであったことに非常に面白い歴史のめぐり合わせの暗合のようなものをみることができる。

江戸時代までのわが国の医療は漢方であったが，病者を病院に入院させて治療するという考え方はなく，小石川養生所のような救貧の収容施設は医療としては例外的なもので，これは社会事業施設と考えるべきものである。病気になれば，ほとんどの病者は家庭内で療養して医師の往診を受ける形態であった。したがって明治政府が西洋医学を採用してから後に，病院の歴史も始まったということになる。ここが，ヨーロッパにおけるよう

---

* Johan Lidus Cathrinus POMPE VAN MEERDERVOORT（1829〜1908）

に中世から続く数百年もの歴史のある患者収容施設に近代医療が加わって今日のような姿となっているものとくらべると，大きな発展の違いを感じるのである。

　明治になって各地につくられた官公立病院は医学校付属病院が多かったが，明治6年佐藤尚中の開設した順天堂が私立病院の濫觴(らんしょう)となる。特定の名医が外来診療所を開設し，評判をとって規模を拡大し，入院病棟をもつようになって病院に発展するのである。今日も東京お茶の水に橋をはさんで順天堂と杏雲堂の2病院が存続しているが，杏雲堂はポンペの同門の佐々木東洋の開設したもので，"外科の順天堂，内科の杏雲堂"という名声を得て多くの市民に親しまれながら発展してきた姿をみることができる。

　このようにわが国の多くの病院は医師が中心となって開設した外来診療所が，名医であるという評判とともに規模を拡大して入院施設ももつ病院となったものである。したがって病院といえば必ず外来診療も行なわれる施設であり，外来部門を持たないという病院はほとんどない。

3．病院管理学の発展

　欧米の病院の始まりは中世における患者収容施設であるとされている。そして病院の誕生と共に，もうひとつの医療上の重大な事項である看護もこの時に始まった。それは修道女による宗教的奉仕の精神，すなわち愛の実践による看護であった。このような看護施設としての患者の宿ができた後，近世になって医学の発達が医師を病院に送りこむようになり，単なる患者収容施設から科学的医療の殿堂へと変革が行なわれてきたのである。

　これに反しわが国の場合は，初めに医師があったわけで，医師の家に患者がやってくる形態である。したがって，医師が行なう医療行為のみをもって疾病の治療にあたる気風を生じ，その他の条件に関してはまったく顧みられることがなかった。これは今次大戦後まで続いたのであって，病院といっても大型の診療所にすぎず，患者収容施設としての機能は非常に少な

かった。

　米国でhospitalといえば入院施設を意味する言葉で，この語義のなかには外来診療は含まれていない。医学校付属病院や公立病院で外来診療も行なう場合は必ず別にclinicという表示がある。入院日数の数え方も米国のように患者の宿泊施設として発展してきたところでは，ホテルと同じ1泊，2泊という数え方である。入院日数2日といえば一昨日入院して今日退院した2泊3日を意味する。わが国ではこれを3日と数えるが，これは医師が3日間診療したという医師の診療日数を数えているのであり，入院日数の数え方という点からみても病院の歴史の違いがわかるのである。

　またわが国のように同一医療施設内に外来と入院の両部門を持つと，自分の病院の外来部門で診療した患者のなかから重症者を選んで入院させるという自己完結型の医療となり，地域における他の医療機関との横の連繋がはかられがたい構図となる。診療所は外来診療，病院は入院診療と機能分化が行なわれていれば，必然的に地域における連繋がとられるのであるが，しかし戦後たびたびこのような機能分化論が登場し議論されながらも実現の方向には向かっていかなかった。100年の歴史の重さであり，このような考え方はわが国にはなじまないやり方なのであろう。

　さらに加えて，近年，中央診療施設が病院医療の中核となり，重装備された放射線部や臨床検査部の設備が外来診療にも大いに利用されるべきだとして，診療所における外来診療とは違った高機能病院の外来の有用性が広く認識されるようになり，病院の外来は拡大すべきだという考え方が世界的にも広がるに従って，この病院は入院，診療所は外来という機能分化論もその語られるトーンがしだいに低くなってきている。

　戦前までのわが国における一般市民の医療の受け方は，近くの開業医に受診して，重症の場合は自宅に医師の往診を求めるという形態が一般的であった。入院が必要となっても私的病院への入院が普通に行なわれる方法で，結核のような感染症の場合はともかく，公的病院や大学病院の外来をいきなり訪れたり，入院しようとは思わなかったものである。

病院は入院診療施設としてはかなり未整備で,昭和30年ごろでも患者が入院する場合には布団,シーツ,枕,洗面器など生活用品一式をリヤカーに積んで引越しのような大きな荷物を運んで持ってくるのが普通であった。病院は病室のベッドのフレームとマットレス（わら製のもの）を貸すだけで,それに患者は自分で布団を敷いて寝ていたのである。地方の病院では木造で畳敷きの部屋のものも少なくなかった。

　また看護師は日赤病院など一部を除いては,医師の診療介助者としての役割のほうだけが重視され,患者の生活の世話は家族の付添いにまかされている場合が多かった。つまり病院といっても医師の診療所の大きいもので,その機能だけが重視されていたのであった。

　これが戦後敗戦による米軍の占領行政の一環として,入院施設としての機能の改善が求められ,昭和24年（1949）6月,厚生省病院管理研修所〔昭和36年（1961）6月より病院管理研究所と改称〕が設置され,全国の病院長,事務長をはじめとして第一線監督者までに対し,各種の長期および短期の講習会を行なって,全国の病院機能の改善に大きく貢献した。この研究所も平成2年（1990）4月より国立医療・病院管理研究所と改称され,第2期に入ることになったのは当初からの経過を知るものにとってはかなりの感慨がある。

　戦後,病院医療の手本としてわが国に多大の影響を与えた米国の病院医療の事情はそれではどのようなものであったろうか。米国における病院の近代化は1918年に始まるアメリカ外科学会の病院標準化運動である。その背景には米国の一般産業界における第2次産業革命といわれた管理論の台頭による企業の整備発展もあったに違いないが,この外科学会の力が非常に大きく働いた。この学会は私的団体であるが,入会を希望する外科医に対して手術記録の提出を要求した。そして審査を行なうつごう上,比較ができないとして学会の認定した病院で行なった手術の記録だけしか審査対象としないことにした。したがって入会を希望する外科医は学会認定の病院と契約してそこで手術を行なわなければならなくなったのである。この

ため全国の病院がこの外科学会の認定病院になろうとしたのであった。学会は病院の規準を定め，この規準に達したものを認定することにしたので全米の病院が影響を受け，内容の改善が急速に行なわれたのであった。

マッケクレンは1923年以来，同学会の病院活動調査委員会の委員長であったが，1935年"病院の組織と管理"と題する名著を発表した。これは近代病院の機能とあり方について詳述したもので，病院管理のバイブルとして世界中の多くの人に愛読され，とくにわが国においては戦後マッケクレンにこう書いてあるなどとそれがあたかも真理であるかのように語られた時期があり，非常に多くの影響を与えられている。

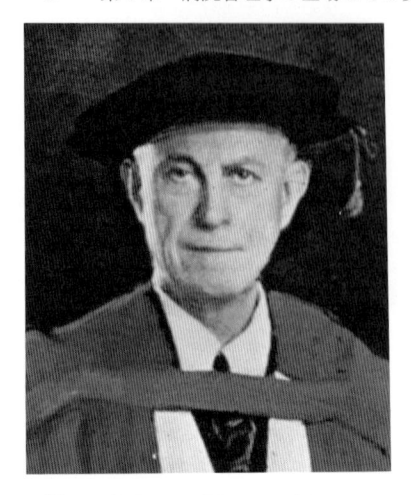

図1 Malcolm Thomas MacEachern (1881～1956)

欧米においては病院の成り立ちからも考えられるように，病院の管理者には医師でないものが多かった。とくに米国ではホテルのマネジャーと同様の医療の門外漢が管理者であったので，病院の近代化の進展に伴って，この複雑な医療の実践の場である病院の運営について，在来のように経験の積み重ねだけでは対処することが困難となってきた。そのために学校教育による病院管理者の養成がはかられ，大学院の修士課程に病院管理学部が設置されることになった。その最初のものは1934年シカゴ大学につくられ，以後，公衆衛生学部や商学部などに次々に設置されるようになり，今日では病院長はこの大学院修士課程の修了者に限られるようになってしまった。病院管理者が専門職として社会的にも認められたわけである。マッケクレンも1944年より56年死亡に至るまで，ノースウエスタン大学の病院管理学教授を務めた。

4. 戦後のわが国の病院の近代化

さてこのような米国の強い影響下で戦後のわが国の病院がどのような変貌をとげたかといえば，まずその始まりは昭和23年7月の新しい医療法の制定であった。新しい近代病院医療の理念を旗印としたこの法律は，それからのわが国の病院の進み方に方向づけを行なったのである。

医療法第1条で，病院を定義して次のように定めている。"病院とは，医師又は歯科医師が，公衆又は特定多数人のため医業又は歯科医業をなす場所であって，患者20人以上の収容施設を有するものをいう。病院は，傷病者が，科学的で且つ適正な診療を受けることができる便宜を与えることを主たる目的として組織され，且つ，運営されるものでなければならない。"

この第1条は前段と後段で病院の基本となる二つの大綱を定めている。前段は病院は医師が医業をなすところであるということであり，後段は患者が科学的で適正な診療を受けることができる組織体でなければならないとしている。

次に，重大なことは営利性の排除を規定したことで，同法第7条第4項に"営利を目的として，病院，診療所又は助産所を開設しようとする者に対しては，前項の規定にかかわらず，第1項の許可を与えないことができる"とした。都道府県知事は開設許可の申請があった場合，その施設の構造設備およびその有する人員が省令の定める要件に適合するときは許可を与えなければならないのであるが，営利を目的としての申請には許可を与えないというのである。

これは世界的な医療の社会化の動向を受けたもので，自由開業制による企業的な考え方に抑制をかけたもので注目される条文である。

さらに同法第13条では病院と診療所の機能分化をはかろうとして，診療所には48時間以上入院させてはならないと定めたのであったが，当時の病院病床数の不足から実状に合わないとして現行のように"診療所の管理者

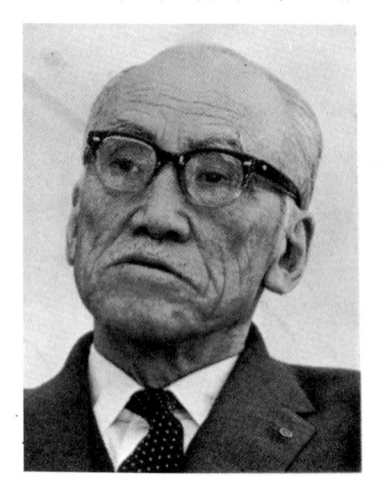

図 2　橋本寛敏（1890〜1974）

は，診療上やむをえない事情がある場合を除いては，同一の患者を48時間をこえて収容しないようにつとめなければならない"という教育的な条文に修正され，有床診療所というものが実際上認められて，病院と診療所の機能の分化ということが行なわれずに今日に至っている。

そして戦災および老朽化によって見る影もなかった病院の建物も昭和27,28年ごろから，新しい近代建築として次々に建て替えられ，社会保険の普及に伴う公的資金による建築がこれに拍車をかけた。昭和30年代になると，まるでつかれたような病院の改築，増築の爆発的なブームが起こり，非常に立派な鉄筋コンクリートのビルディングが次々に誕生した。これは昭和36年4月(1961)の国民皆保険の実施，昭和39年(1964)の東京オリンピックを第1次の頂点とする高度経済成長に伴う好景気の到来で，病院も一斉に近代化をはかろうとする衝動のようなものにゆり動かされたためであった。

戦後間もなくの昭和26年(1951)に誕生した日本病院協会も，昭和31年(1956)からは橋本寛敏会長の時代になったが，神崎三益[2]副会長は"患者に病院を建てさせるな"という標語をかかげて，公的病院はその地域の住民の健康のセンターとして，住民の安心を得るために建てられるのであるから，当然地域全体がその設立費用を負担すべきものである。患者収入による医療費だけで建設費を償却し，病気で苦しむ患者の力だけで病院を建てさせるということは無慈悲な所行だと説きまくった。公的病院にはもっと公的資金を導入せよということで，当時としては目を見張るような斬新な論説であった。

この時期は公的病院の整備が進んだ年代で,昭和36年の国民皆保険という保険医療の充実は相当の勢いで医療機関への患者増をもたらし,医療の潜在需要が顕在化した時代でもあった。各医療機関はこの増え続ける患者に対して施設の拡充に追われたのである。これに対して公的病院の衆目をそば立たせるような立派な建造物が各地に出現したのであるから,在来の一般市民は私的病院で医療を受けるのが普通であった流れが少しずつ変わり出し,今日のような患者の公的病院嗜好へと大きく流れがうねり出すことになった。

　この橋本寛敏(1890〜1974)会長は十数年にわたって日本病院協会の会長として指導したが,戦後の日本病院史にとっては特筆大書されるべき存在で,病院近代化の推進に大きく貢献した。橋本は聖路加国際病院の病院長として,まず組織による総合医療の姿を実践して,戦後まだ病院の整備が進んでいない時期に身をもって手本を示した。米国への渡航がままならなかった当時,マッケクレンの著書[1]に書いてあるとおりの病院がそこにあったのであるから,近代病院の手本をみようとして多くの病院人が見学に押しかけたのである。そしてそこでは在来のわが国の病院のそれとは異なり,医師の診療だけで患者に当たるというのではなく,看護をはじめまだ当時一般的でなかった中央検査部や,放射線専門医による読影記録の作成,給食や洗濯,そして管理事務部の存在など,それまでみたこともない業務の体制がそこにあったのである。

　そして病院をよくするためには医師だけが勉強していたのではだめで,全職種全病院人のそれぞれがたえざる研究と勉強を続けなければならないと力説した。このため日本病院協会は全職種の研究活動を組織化し,各種の研究会を毎月定例開催し,それぞれが年1回全国研究会を各地で開催し,その総合として日本病院学会でさらに研究を進めるという体制を確立した。このように教育活動を主軸としてただ勉強することに専念したのは,政治的活動など行なうよりも良い仕事をすれば必ず報われるのだから,病院は全職員が力を合わせてまずよい医療を行なうことに専心すべきである

ということであった。この活動がその後の病院医療の改善充実に果たした役割は非常に大きいものがある。この研究会活動を推進実施した当事者は小野田敏郎副会長であり，全国の病院の近代化に大きな影響を与えた。

わが国の病院医療の歴史は近々百年にすぎず，それも戦前までは一般に入院医療を受ける習慣はあまりなく，ほとんどが自宅に開業医の往診をあおぐという江戸時代の漢方以来の風習が続いていた。結核の療養や，手術のための入院以外は近づきにくい施設で，分娩なども自宅に助産師をまねいて行なうのが普通であった。

それが戦後，陸海軍病院の厚生省への移管による国立病院の発足，自治体立病院の伝染病減少による地域医療の中心施設としての衣替え，日本赤十字社，済生会，健康保険組合立病院など，大型の入院施設を有する多くの国公立医療機関の一般医療への再編成によって，新しい治療手段としての入院診療がしだいに一般化してきたのである。

たとえば分娩をみても昭和25年（1950）全分娩のわずか4.6%が入院分娩にすぎなかったものが年々急速にその率が増し，今日では99.9%というほとんど全部が入院分娩にかわってしまったのをみても，その変化の大きさを知ることができる。この入院分娩の推進に伴って，妊産婦死亡の危険は激減し，昭和25年4,000人を超える数であった出産による死亡が今日では数十人となって，妊産婦死亡率は指標としての意味を失い計算するまでもない少数となってしまった。生後1週間以内の早期新生児死亡率も0.2%以下へと減少してきたが，これもひとえに入院分娩による病院医療の成果なのである。

まさに病院こそが近代医療の中核であり，この発展は社会の要請でもあるのである。このためにはどうしてもそれに応えるように病院の体制を整備することが必要なのである。こうして新しく，組織体としての病院，その組織を効果的効率的に管理運営することによってよい医療が普遍化できるようにと，わが国でも病院の内部管理が大きな課題となってきたのであった。

第2章

現代の医療

1. 医療の普及

　わが国の医療制度は自由開業を原則とする自由診療として推移してきた。したがって金銭の対価を得て行なわれる医療であるから，経済力をもつ市民階級にとっては受診は自由であったが，貧困者にとっては医療はかなり受けにくいものであった。しかし貧困と病気はつきもので，貧乏になれば食物も生活環境も悪くなるので病気になりやすくなるのであり，また病気になって働けないからさらに貧困が加速されるというきりのない悪循環に陥ってしまうのである。

　そこで"医は仁術"という言葉が登場してくるわけで，病気にかかってやむなく医師の診療を受けたものの，診療費を支払うことができず，医師の前に出られにくくなった患者に対して，医師のほうから患者の負い目を解消してやろうとして，医は仁術だからお金のことなど心配しなくてもよい，また悪くなったらいつでも来なさいと，医師の個人的な徳目の履行によって医療の普遍化を行なうより方法がなかったのである。病人をその身分の貴賤や医療費の支払能力によって区別せずに，一視同仁のものとして平等同等に取り扱うということが，すべて医師と患者，すなわち医療を与える側と医療を与えられる側との二つのものの関係として，いっさいの社

会的束縛なしに考えたいという医師の倫理観として，社会からも望まれてきたからであった．

しかしながら医療というものはいろいろな社会的制約が加わって行なわれるもので，その国のその時代の医学的水準がいかに高くても，すべての個人に最高の医療が施されるとは限らない．医療を行う側の条件とそれを与えられる側の条件が，それぞれの場合ごとに異なるからである．このように医療とは医術の与え方にかかわる問題なのであるから，その与え方つまり医療制度が，医療を考える場合もっとも重要な課題となるのである．

したがって医療制度を考える場合，まず医療の社会化ということが最初の命題となる．わが国で医療の社会化という言葉がでてきたのは大正年代に入ってからであるが，これは時代を経るに従って内容も変化し，また述べる人によっても見解は必ずしも同一ではない．ある人によればそれは社会主義化の意味に使われ，他の人によれば医療保障を社会の責任で行なうこととされる．

いずれにせよ医療の社会化とは，医療の普及によるその機会均等化を指していることは一致している．

前田[3]や曽田[4]らが述べた説が一般的な解釈のようであるが，それらを集約すると次のようになる．

まず医療機関の普及であるが，昭和36年以来の国民皆保険制によって大幅に進展し，今日では量的には必要を満たすほどに達しているが，配置の不適正や質的な問題はなお残っている．

次の利用条件の確保としての医療費負担の軽減の問題は，保険医療の導入によってほとんど解決したが，老年人口の増加による医療費の増大が現制度の前途を不安にしている．

そして効率のよい医療資源の利用という観点から，病院間の連携，病院と診療所の協力，組織化医療の進展による医療業務の分業という問題に発展し，医療の地域計画にまで及んできている．

さらに進めば医療機関で行なわれる範囲にとどまらず，在宅医療からリ

ハビリテーション，休養に至るまで社会的経済的あるいは時としては休業保障などの法制的な考慮を必要とするものまで拡大されていくことになる。

　かつて医療は選ばれた階級だけのものであった。施療あるいは仁術という考え方で，医師の側からこの差別の解消に務めようとしても，しょせん医師の数の不足は別の意味の差別を医師のほうが行なうということでしかなかった。これが医療の普及と抗生物質臨床応用以後における診療技術の飛躍的向上によって，医療が一般大衆の日常のものになってきたのである。

　こうしてこの医療の普及は，医療費負担の社会化を推進した。高額の医療費の負担に個人では堪えきれなくなってきたからである。すなわち医療保障制度の登場によって，このようにして費用の面から医療費が個人の経済の範囲を脱してくれば，当然それを行なう側の医療機関にも公共化をもたらすことになる。こうしてもはや医療は医師個人が行なうものでなく，社会のなかにその必要から存在することになった医療機関が国民皆保険の仕組みのもとで行なうのであるという考え方に変貌せざるをえなくなった。その医療機関が公的であると私的であるとを問わず，非営利の機関と一般市民からみられるようになってきたからである。

　医療機関を見る目がこのように変わってきた現在，このあり方は公共性という認識で考えなければならない新しい時代に入ってきつつあるのである。

　資本主義経済のわが国で医療費のみが統制され，全国均一の保険料金で一般企業とはまったく異なった経営を要求されている。自由開業制であるから料金は統一されても，本質的には一般企業と同一であると考える経済学者もあるようであるが，これは認識を誤っているのではないかと思われる。現在の医療は，全国民から医療保険の掛金を収入に応じて一種の医療税として徴収したものが保険基金にプールされ，そこから患者へは現物給付の形で支給され，対価はじかに医療機関に対して請求に応じた医療費として支払われているのであるから，患者に相当する消費者から直接代価を

貰う形の一般企業のあり方とは，考え方がまったく異ならなければいけないのである。このように直接本人から貰わない報酬について一般企業なみの考え方で収入増をはかろうとすれば，いろいろと問題が起きやすい構図になりがちである。

そこでこのためには，この医療機関の善意を前提とする支払様式をささえる新しい倫理観が必要になってくる。医療機関はこうして患者に対してだけでなく，国民からプールされた医療費を支払う保険基金に対しても倫理的対応を要求されることになり，その社会に対する姿勢がいちだんと公共性を表に出した姿で接せざるをえなくなってきたのである。

2．地域医療計画

医療がどこの国でも内政上の最重要課題となり，それぞれの国が最適の制度を求めるような模索を行なうようになるに及び，医療計画を考える地域の単位という考え方がでてきた。わが国では昭和40年代に田中内閣によって一県一医大政策が実施され，この医科大学付属病院を中心として医療圏をつくり，そのなかで一次医療から三次医療まで診療所と病院との連携によって行なおうという構想が考えられるようになった。この医療圏の中心となる基幹病院は必ずしも大学病院でなくてもよいが，専門的で総合的な高度医療が行なえる高機能病院のもとに，二次医療を担当する一般病院と，一次医療すなわちプライマリケアを行なう診療所が有機的な連携を保って，地域としての医療体制を完結させようというのである。

自由開業制の経営主体が異なる医療機関の間で，このような地域医療のシステム化は困難のように考えられるが，まったく不可能というわけではない。そのひとつの例として救急医療は多くの地域でシステム化がすでに実施されており，東京でも消防庁の救急車活動を情報伝達と患者搬送の媒体として，一次救急から三次救急まで医療機関を段階的に配列して，休日や時間外，夜間などの診療をかなり合理的に処理していちおうの成功を納

めている。このような事実をみると，地域を単位とする医療圏という考え方で，それを都府県の行政単位ごとに段階をつけて整備するという方向へ少しずつ動き出してきていることが知られるのである。

そして昭和60年（1985）改正された医療法に病床規制の条文が盛り込まれ，それまで公的病院だけが対象であったものが，私的病院でも地域の必要病床数を超えては増床できないことになった。

これは医療の普及のための二大要件である医師および医療従事者の量と，患者の医療費の自己負担という制約が，養成数の増大と保険によるカバーで，痛痒を感じなくなってきたので医療需要が年々拡大の一途をたどってきていることに対する一種の歯止めでもある。

医療費を個人の経済的負担でまかなう間は，おのずからその普及と拡大には限界があるが，今日のように個人経済の枠を解き放たれると，医療需要は無限に拡大することになる。人間の最大の願望は健康であるから，生活にゆとりができればこの医療需要はとどまるところを知らないことになる。

幸いにわが国は国民総生産GNPが米国と世界一，二を競うような経済発展にささえられ，今日に至るこの国民総医療費の増大がもたらされてきたが，医療費の大部分は全国民の拠出する保険料と税金であるから，この限りある医療費を有効に配分するような効率的な医療という考え方が登場してきたのも当然のことのように思える。もはやこのような医療制度のもとでは，ただ医師が善意で努力すればそれでよいということではすまなくなってきている。

地域として効率のよい医療計画のもとに，病院と診療所の連携にとどまらず，病院と病院の連携も推進して，それぞれが役割を分担するという考え方をもつことが不可欠のこととなってきたのである。

さらに進んで最近では在宅医療という課題がでてきたが，これは在来のなんでも入院させるのがよいことだという考え方への反省であり，自宅で生活を楽しみながら老後の情緒の安定と精神生活の豊かさを求めようとす

るものである。今までの医学は生命の量の延長だけに終始していたものを，質の問題も取り入れようというものであり，入院医療から在宅医療への転換は必ずしもすぐには医療費の減少にはつながらないが，新しい医療のあり方として今後大いに注目される方向である。

3．包括的医療

　医療は治療医学を主体として発展してきたものであるが，地域医療という考え方で一定の広さの住民の生活圏を医療圏として，医療計画を考えるようになると，病者の治療だけでなく予防医学を伴った幅広い活動になってくる。

　疾病予防も初めは臨床予防医学活動としての人間ドックや母親学級，乳幼児検診などであったが，これらの疾病の早期発見，早期治療の二次予防から，一次予防へと進み，健康の増進までが病院医療活動のなかに入ってくるようになった。健康科学が医学の新しい分野として登場してきたのである。

　さらにまた治療医学はリハビリテーションを伴うようになり，今日ではリハビリテーションのない医療は考えられないまでになってきている。リハビリテーションというのは社会復帰と訳されていたが，これは後療法ではなく，残存機能を可能なかぎり回復できるように，疾病治療と並行して行なわれる訓練療法である。物理療法をおもな手段とする医学的リハビリテーションと，それに続く職業訓練の職業的リハビリテーションがある。最近のように老人患者が多くなると，数日の臥床でもたちまち歩行機能が衰弱して歩けなくなり，寝たきり老人をつくることになるので，リハビリテーションの考え方を多くの患者に対して持つことが必要となってきた。

　最近"キュア cure よりケア care へ"という言葉で医療の変化を表現することを所々で聞くようになったが，これは救命医療より介護医療へとでも訳すべき意味で，感染症時代から老人病（生活習慣病）時代へ代わって

きた医療のあり方を端的に表現した言葉である。

　健康増進—疾病予防—治療—リハビリテーションと範囲が広がってきた医療は，さらにその後に休養や福祉までをも含むようになり，包括的医療という考え方がしだいに一般化してきている。

　現状では包括的医療というのは，まだ実際活動を十分に伴った体制とはなっておらず，医療の考え方が狭い疾病治療にとどまっている場合が多いのは残念である。しかし感染症治療が主であった時代は，疾病状態は一時的に追い込まれた悪しき状態で，それが回復して健康を取り戻せば，病者とはまったく異なる健康者となることができた。

　しかし近年の老年者の疾病を主とする状況となっては，このように病者と健康者が別の状態として区別されることがむずかしいことになる。したがって包括的医療という考え方は単なる建前ではないのであって，日常生活のコントロールによる健康の増進からリハビリにまで至る一連の医療へと移行せざるをえない疾病構造の変化が基底にあって起こったものである。そしてこれを地域医療の単位で，効率的な医療として行なおうとする医療圏構想へと発展することになる。

　地域医療計画はさきの医療法改正によって具体化され，平成元年3月全都道府県で作成が終了し，医療圏ごとに必要病床数が定められ，半数に近い二次医療圏が病床過剰となっている。しかし同一都道府県の医療圏間の病床数には格差が大きく，この調整にはかなりの年月を要することになろう。

　このように医療圏構想も単なる観念上のものではなくなり，具体的に進行しだしたことでもあり，それに伴って包括的医療という考え方も推進されてくることになる。

4．医療機関の再編成と老人医療

　わが国民の戦後における日常の生活様式の改善と家族の変貌は非常に大

きいもので社会生活が一変した。GNP世界一を米国と競うまでになった経済成長のおかげで，国民生活は非常に豊かになり，ほとんどの国民が中流意識を持つほどの生活を送れるようになり，消費財は街にあふれるようになってきた。食生活も内容豊富で，動物性蛋白質は必要量を上回るほど十分に摂取できるようになり，体位は著しく向上した。さらに上下水道の普及などによる環境衛生の改善なども加わり，日々の生活が非常に衛生的に改良されてきた。

加えて抗生物質の臨床応用による治療方法の発展は感染症を治療可能な疾患群として，伝染病の激減をもたらした。こうして疾病構造も大きく変化し，生活習慣病といわれる中高年者の疾病が医療の主たる対象として登場してきたのである。

また家庭生活も戦前は戸主を中心とする二・三世代同居の大家族であったが，戦後この家族制度は崩壊して夫婦を中心とする制度となり，若い夫婦と未成年の子どもだけのいわゆる核家族といわれる生活様式となった。こうして老人の夫婦のみの世帯や老人ひとり暮しの世帯が増え，このような家族から孤立した老人を，社会が体制として世話をすべきであるという戦前にはなかった新しい考え方が生まれ，その対応が必要となってきたのである。

このような事態の推移から，病弱の老人の受け皿は病院ということになり，病気で入院した老人が症状が好転しても引き取る家族がおらず，退院させられない社会的入院などと言われる患者群も発生し，この解決策が必要となってきた。このために政府は介護保険制度を平成12年(2000年)から実施すると発表し，次のような介護計画が示された。

介護サービスは，在宅サービスと施設サービスとし，在宅サービスには訪問と通所がある。施設サービスを行なう施設には特別養護老人ホーム，老人保健施設および療養型病床群の3カ所があるとした。この制度がどのように発展するかは今後の課題であるが，大きな社会問題である老人医療に対して，国としての政策的対応が示された。

老人医療にはこのような一般的な政策的課題の他に，もう一つ避けられない本質的な課題がある。それは人間は最終的には死を免れ得ないことによって生ずる終末期医療の問題である。

新しい21世紀にまた医学革命が起こって遺伝子治療の新方法が開発されたとしても，生物である以上必ずいつかは死ぬことになる。天寿としか考えようがないこの老化による死亡に対して，どのような医学的対応をしたらよいのかというのがこの問題である。今までの医学ではあまり大きく取り上げられなかったことが，医療の現場で大きく姿を現わしてきた。

これまでの医療は救命医療であるから，1日でも2日でも，いや1時間でも死を先に延ばして，その間になんらかの起死回生の手段をこうじ，あくまで諦めないで最後まで努力することが医師のとるべき態度であると教えられてきた。病院管理学もこのような高度医療を行なえる場としての病院を効率的に運営するための手法として登場してきた。

しかしもはや回復の可能性のまったくないという病態がある。このときに救命医療のやり方で対処すれば，患者に苦痛を与えるだけで，かりに数日あるいは数カ月延命できたとしても，それが果たして望ましい医療なのであろうかということである。

尊厳死ということが言われるようになったが，不可逆的状態になった場合，もう積極的な救命処置は行なわないでほしいと，本人が始めから意志表示をしている場合もある。これは最初1975年守屋博[5]が医療辞退連盟の提唱という言葉で言い出したことを，日本的なオブラートで包むような柔らかい表現の尊厳死という用語に改められて使われ今日に至ったものである。また病院によってもかなり積極的に最後まで手段を尽す病院と，自然の推移にまかせて医療行為の薄い病院とがある。

したがってこういうことがわかっていて，本人あるいは家族が選択してくれば問題は少ない。しかし多くの場合はそうではない。このはっきりしない状態のなかで医師はこの終末期医療に立ち合わされることになる。そして在来は救命医療しか学んでこなかったのであるから，死を迎えるため

の医療の行ない方など習得しているわけではない。しかしながら現実の医療の場の死亡はこのような状況に変化してきているのである。

　そして従来は老人の死亡は自宅で行なわれていたので，その対応は家族内の問題であって，医師がそれに関与する部分は少なかった。それが次第に死亡の場所が病院に移行し，ほとんどの人が病院で死亡するという状況になって，最後の看取りが医師と看護師になり，この終末期医療のあり方が，病院医療の一つの大きな課題として浮び上がってきたのである。

第3章

病院のあり方

1. 病院の機能

　病院設立の本旨は医療法第1条にあるように、「公衆又は特定多数人のため医業をなす。」ために設立されたものであることは論をまたない。その対象は、従来は狭い意味の病める患者のみであったが、今日では疾病予防やリハビリテーション、場合によっては介護までも含む健康のためのセンターに発展してきている。

　病院の機能としてマッケクレンは傷病者の世話、地域の公衆衛生活動への協力、医学研究の推進、医師・看護師その他の教育の四つをあげた。わが国の病院は患者の治療のみが重視される傾向があったが、この4機能をとり上げたのは彼の卓見であった。

　そして近年のように医療政策が国の内政問題の最重要課題になってくれば、病院のその中で果たすべき役割が大きくなってくるから、病院の機能として地域医療への協力の分野が増大してくる。

1）病院医療

　これは病院の基本的な機能で、病者に対して行なわれる医療である。近年における医学医療の進歩は目覚ましく、その内容も複雑に細分化され、

多数の専門に分化してきている。従って病院は専門医の協力診療によって，個人の医師では行ない得なかった高度医療が提供できる場となってきた。

加えて古くからの協力者である看護師を始め，新しい多数の医療専門職の登場によって，それらとの組織としての協力による組織医療という態様が生じ，さらに医療の高度化への道を進んできたのであった。

また大型の設備や複雑な機械も大幅に導入され，特に中央診療施設といわれる放射線部，臨床検査部，手術部，リハビリテーション部などでは，これら医療機器を駆使しての医療が大きく前進してきた。こうして病院医療こそが最新の高度医療であるという期待感も高まってきたのである。

病院医療は欧米では患者の宿から始まった病院の歴史の必然から入院医療が主体であった。それに反しわが国では医師の外来診療所が発展して病院になったため，戦後かなりの長年月にわたって入院医療サービスが弱体であった。ようやく今日その遅れを取り戻し，患者に満足した入院生活を提供できるようになったが，まだ改善すべき点が少なくない。

さらに患者にはさまざまな要望がある。病室の形態にしても，現状のような4床室の大部屋を主とする日本旅館の和室のような形態がよいのか，あるいは米国の病院のように個室か2人室かだけの洋風ホテルのシングルルームとツインルームのような形態が好まれるのか一考の余地がある。

日本の住居の形態そのものが変化し，子供にまで個室を与えて別々に寝ることが一般化してきているので，病院だけが大部屋の形態をとっても老人以外には好まれなくなるだろうということは容易に推察できる。

これらの各種の条件を整備して，患者の満足する高度医療を行なえるように病院の医療内容を充実していかなければならない。

2）地域医療への協力

医療は病者とそれを治療する医師との個人的関係で始まったものであったが，これが医療制度として社会政策として医療が行なわれるようになってくれば，当然のことながら包括的医療ということが提唱されるようにな

る。すなわち，健康増進から疾病予防とその治療，そしてリハビリテーションさらに福祉的介護にまで及ぶ幅の広い医療活動となってくる。このように医療の概念の幅が広がり，病院はその一環として医療の一分野を，地域の保健所，診療所，他の病院や他の施設と連携をたもって行なうということになれば，この地域医療への協力という業務が重要視されてくることになる。

　こうして病院医療が，救急医療体制への役割分担と協力をはじめ，地域として行なわれる保健医療活動に対して，今後ますますその連帯を強めなければならない方向に進んで行くことになってくる。そのため公的私的を問わず病院は地域医療の中核的医療機関としての期待も高まり，それに応えなければならなくなってきたのである。

　かつてはこの機能は地域の公衆衛生活動への協力の分野が重視され，伝染病予防や予防医学的分野での地域への貢献が求められた。今日でももちろんその働きは必要であるが，病院医療の地域へのかかわり方が多面的になってきており，地域で果たす病院の役割は今後ますます重くなっていくことになるので，この機能はさらに多面的に拡大していくことになろう。

3）研究

　医学の進歩のためには研究が必要であり，また医療人自身にとってもみずからの向上のためには研究意欲は欠かせないものである。自然科学は発展し続けている。研修を積んで医療の現場へ登場した医師を始めとする医療人も，研究意欲を継続的に把持しておらなければ時代に取り残された古い医療を行なっているという批判をすぐに浴びてしまう。そして病院はこのような新しい医療の研究の場でもあるのである。

　新しい治療法も次々に病院医療の現場に持ち込まれる。しかしこれらが実用のものとなるまでには，長い臨床応用の年月を必要とする。治療法の完成までには試行錯誤の繰り返しによる臨床研究が必要である。これらの過程での新知見の観察から，次々に新しい発展の芽を秘めた研究テーマが

開発され，次の時代の医学が切り開かれていく。病院こそが臨床研究のための無限の宝庫でもあるのである。

　この臨床研究の成果をあげるためには，正確で詳細な観察記録が必要である。カルテは法定書類で法律上の必要からも記載が要求されるが，臨床医学研究のための研究記録としても欠かすことのできないものである。カルテはすべての症例について完全に記載しておかなければならない。"カルテは病院の宝である"という言葉は昔から言い古されたことではあるが，真にこのことについての認識を持たなければならない。目先の患者の治療行為のためだけの記録と考えれば，それ程の詳細な記載は不必要との考え方も生まれる。しかし臨床研究推進のためには，完全で正確なカルテの記載なしでは行なうことができないのである。医師の業務能率の向上に片寄りすぎた診療記録の記載の極端な省略や簡略化は，このもう一つの重要な機能の医療研究の推進を妨げることになる。

4） 教育

　医科大学における医師の教育は完成教育ではない。卒業後教育によって初めて，専門的な高度の技量を有する医師が誕生するのである。医療のように学識と技術の両者を必要とする実技の場合，技術の習練は病院医療の現場でしか与えることができない。したがって病院は医療人に対しての教育の場としての顔も大きく出してくることになる。

　加えて医療の進歩の速度は早い。こうなると初学者だけの習練の場であるだけでなく，すべての医療人に対しての教育の場であるということになってくる。医師に対しては勿論のことであるが，看護師や技師にとっても同じことで，病院における臨床教育によって高度の技量を有する医療人に育っていくのである。

2．病院の倫理

　病院という組織体がどのように活動をし，何をなすべきかということが病院倫理である。何かをなそうとするためには能力が必要なのであって，力との結びつきによって倫理は実践することができる。ただそうありたいと願っても，それを行なう力がなければ実行することができない。ただ善意を持つことだけで倫理的な行動が実践されるということにはならないのである。

　倫理または道徳というのは，外部からの規制で行なわれるものではなく，それ自体の生き方なのである。病院の場合ならば，病院という組織体が何をしようとしているのか，何をしたいのかというのが倫理ということになる。

　それでは病院が組織体として行なおうとしているのは何なのであろうか。世間を見渡して見ると，そこには毎日平和で安穏な生活がある。だれも元気で健康である。今日では人間にとってもっとも重大で厳粛な生と死は，一般の社会生活のなかでは行なわれていない。病気でさえも重いものはそこにない。それらはすべて病院の中で行なわれている。これらの生と死のドラマに直面して，それを直視して生きていかなければならないのは医師と看護師だけになってきつつある。

　こうなると病院は平和な社会生活を維持するための危機管理の場でもあり，そこでの非常事態の処理によって安穏な社会生活が可能になっているのである。したがってこの場の職業人にはきびしい職業倫理が課せられてきたのも当然である。そしてこの病院医療が組織体で行なわれるようになれば，この個人の職業倫理の他に組織体の倫理が必要になってくる。

　また患者の経済的負担の問題についても，国民皆保険の現在では医療費は国民から集めた医療基金となってきた。したがって患者の自己負担が少ないからといって過大に行なわれる医療は，総医療費の高騰をまねき，現

制度の維持が困難となってくることになる。こうなるとその患者個人に対しては善行為であったとしても，制度に対する配慮が欠ける行為となるわけで，在来のように単に善意で行なわれたものは，すべて良いことであるということにはならなくなってきた。

したがって医は仁術というお題目を唱えて，博愛の心を持って善意で行なえば，すべてがそれで解決すると考えるのは，費用の面から見ても，かえって医師患者側双方に誤解をまねくもとを作ることになる。そのため具体的にその内容がわかる言葉で，その基本倫理と実践倫理を示した方がよいと考えるのである。

こう考えてくると病院倫理の基本倫理は公共性であり，実践倫理は病院医療の質の保証と安全性であると帰結せざるを得ない。

1）公共性

医療の社会化は世界の趨勢であり，わが国ではこの医療の普及と医療費負担の軽減を，国民皆保険制を実施することによって行なってきた。高額の医療費の負担に個人では堪えきれなくなってきたからである。このように費用の面から個人の経済の範囲を脱してくれば，当然それを行なう側の医療機関にも公共化をもたらすことになる。こうなってくると医療は医師個人が行なうものでなく，社会の中にその必要から存在することになった医療機関によって行なわれるという考え方に変わってくる。こうしてそのものが公的であると私的であるとを問わず，非営利の機関と一般市民から見られるようになってきたのである。

医療機関をみる目がこのように変わってきた現在となれば，このあり方は公共性という認識で考えなければならない新しい時代に入ってきた。ここに病院倫理の基本倫理として，公共性を第一にあげなければならない必然性がある。

一般企業にも，その事業を通じて公共に奉仕するという考えはもちろんあるのであって，たとえば機械メーカーは優秀な品質のものを安価に提供

することによって，広く国民大衆に奉仕しているのである。こう考えるとこれは何も医療だけに要求される特質ではないとも考えられるが，一般企業にあってはその目的の第一が利益の追求であり，利益のないところには事業活動そのものが存在しない。

この利益第一という考え方も，一般大衆が必要としているものを提供するから，利益があがると考えれば，社会の必要性の指標であると考えられないこともない。大いなる利益は，大いなる必要性に応えた勲章と見られることになる。したがって，事業の発展は社会への貢献の結果だという見方もできるのである。

しかし病院医療をも同一にして，このような見方で律するのは考え方にかなりの無理がある。それは一般企業の場合，その製品の品質を顧客が容易に評価することができるのに反し，医療の場合はその評価が困難であるからである。したがって，もし医療担当者が利益の追求を第一義とした経営を行なった場合，それは止めどもなく品質と価格がかけ離れていく恐れが出てくるのである。

2) 品質の保障

人間の生命，肉体，健康というものに畏敬の念を持ちながら患者の世話をするということは，心構えとして非常に大事なことである。しかしそれだけでは済まないものが医療にはある。それは医療担当者の技術レベルの問題である。患者の気持ちになって，自分の家族だと思って，誠心誠意ことに当たっても能力が不足であれば如何ともなしがたい。よく不親切な医師の診療が非難の対象として口の端にのぼるが，それにも増して害毒を流すのが未熟な医療である。

もとより人は神ではない。過ちをおかす場合があるのはやむをえないことである。また人は全能ではないから，すべての事を良くすることはできない。ほとんどの医師は過去に痛恨の思い出をひとつや二つは持っているものである。未熟とは恐ろしいもので，いかに一生懸命努力してみても，

どうにもならない場合があるのである。

またこれは医療設備についても言えるのであって，整備の完全でない機械を使用して治療に当たることは許されないことになる。

このように考え合わせてくると，ただ道徳的なお題目を唱えることによって問題が解決したと思いこんだり，自己暗示にかかってしまうことは恐ろしいことである。われわれはどうも今まで，こういうやり方で解決しない問題までも解決したことにして過ごしてきたのではないかと思われるのである。

そこで，どうしても医療の品質の保障ということを病院倫理の本質的な課題として取りあげなければ，この問題は解決しない。医療の場合は，その保持する情報量と専門的知識が医療を行なう側と患者とでは圧倒的な大差がある。したがって製造業での製品を購入する消費者の場合と異なり，品質の良否を顧客である患者がほとんどの場合，評価することができないという医療の特殊性から，病院の側が提供する病院医療の品質の維持と向上について，対策を講じなければならないのである。

3）安全性

医療行為は加害行為であることは論を待たない。これが合法とされるのは，患者の同意を得て行なわれ，科学性に立脚する診療目的があり，診療のための手段や方法が客観的に現代医学で認められた方法であるからである。したがって医療という行為は患者にとってみれば，苦痛を癒してくれる有難い行為ではあるが，危険に満ちた恐ろしい行為ともみられないことはない。

ほとんどの医療行為には，必ずといってよいほど何ほどかの危険が内包されている。ただその危険の確率が普通の医療行為ではきわめて低いので毎日それを行なっている施術者にとっては，ごく当たり前の行為としか感じられなくなっているだけである。普通，何でもない皮下注射や局所麻酔その他の簡単な医療行為で重大な事故が発生して愕然としたりするのは，

担当者の慣れによる不注意からくることがほとんどである。このようなことは，安全性に対する認識の不足であると言わねばならない。

また施術の方法の選択が許される場合は，より安全な手法を採用するのは当然なことであろう。施術する相手は人であり，その人にとってそのことはやり直すことができない一度きりのことであるということに思いを致せば，単に実験的興味や安易な気分でことが行なえるものではない。

次に感染防止も軽視されやすい問題である。医療担当者や器具その他病院施設を介しての感染など，なかなか証明できないことであり，また患者にも抵抗力があるから感染がそのまま発病とならないことが多いので，気がつかないでいる場合も多い。

そしてこの感染防止対策はかなり高価なものにつく。感染している職員を休ませたり，滅菌や消毒の厳重化は経費の高騰をまねく。安全の確率を高めようとすれば，設備そのものの入れかえが必要になったりして，わずかの費用では手のつけられないことも出てくる。

しかし医療行為を行なうに当たっては，一般企業の場合とは本質的に異なる面があるので，採算性を第一義として，安全性に対する配慮をないがしろにすることは許されないことなのである。

さらに火災など防災対策は万全を期さねばならない。火災は思いも及ばないところからも発生する。ダスト・シュートや空調用ダクトによる例さえもある。身体の自由のきかない多数の患者をかかえている病院としては，日常この問題には細心であらねばならない。

安全の確保は費用として非常に高いものにつくのであるが，日常実践の倫理として何にもまして心がけなければならないもののひとつである。

3．診療情報の管理

わが国の病院で戦後近代化が行なわれ，病院医療の大改革が行なわれた。中央検査室制度の導入と，専門化と分業という組織による業務の効率化が

医療の分野にも持ち込まれたのである。しかしその中でただ一点，米国では普遍化していた病院業務でわが国に導入されなかったものがある。それが病歴管理業務である。カルテの中央化も業務能率の面からだけしか提唱されなかったので，大病院への浸透は遅々として，いまだに科別の管理ですまされている病院も残っている。

最近になってカルテの開示や電子カルテの開発が行なわれるようになり，ようやくこの業務も陽の目を見始めてきている。わが国のカルテの最大の問題点は記載方法の標準化が行なわれておらず，記録者自身しか読むことができない略語が多用されていることであろう。他人に読ませるという前提で記録されていないという点である。病名ですら標準的なものを使用せず，症病の性質の記載に欠けるものも少なくなかった。

記録言語としては，戦前はドイツ語，戦後は英語が使用されてきたのは，医科大学で学生に外国の原書を読みこなす語学力をつけ，最新の医学情報を早く取り入れて新しい診療が行なえる医師を養成しようとした教育方法がもたらした結果であろう。手書きの欧文は非常に読みにくいもので，欧米では早くからタイプライターの普及でこの問題の解決を計ってきた。医療記録の場合でも入院経過の抄録とか手術記録のような重要個所は必ずタイプ印書をして誰にでも読める記録として残していた。

このような配慮を欠いたわが国の医療記録は記録者自身以外の者にとっては非常に難読な文書であったのである。加えて記載内容のチェック係を置いていないのであるから，記載漏れが多く，役に立つ記録にならないものが少なくなかった。

今回の医療法改正では先送りされたが，カルテの開示の問題は病院ごとに行なわれ始め，次第に普及していく趨勢にある。この開示が行なわれるようになると恐らく最初に最も問題にされるのは，この記載漏れであろう。肝心の部分が書いていないという苦情が起こるのではあるまいか。それと英語や略語が使用されていて読むのが難しいということである。英語による記載でもワード・プロセッサーによって機械的に書かれておれば，辞書

を引けば意味がわかるのであるから問題はない。電子カルテの普及は今後どの程度進むのか予測できないが，この効用の最大のものはカルテの文字が第三者に読めるということになるであろう。

　このように考えてくると診療情報の管理体制を病院として整備することが急務のように思われる。診療情報の管理者を医療従業員の一職種として制度化するのである。数十年前から米国では行なわれていたことであるから，わが国でそれを追従しても問題は少なく，病院医療の質的向上に大きく貢献することになるに違いない。

　最近では大学や専門学校で，病院の診療情報管理のための講座を持つところもあり，病院側が体制を整えれば要員の確保は可能の状況まで，この課題も進歩してきている。

　近年わが国でインフォームド・コンセントやカルテの開示などが，大きな医療問題として取り上げられるようになってきたのは，生活習慣病の増加や終末期医療が日常医療の場で普遍化してきたためであろう。特に中高年者の死亡の半数に近い悪性新生物が発生し治療不能の場合には，突然ある日死の覚悟が迫られることになる。この時に在来のわが国で行なわれた習慣的方法のように本人に告知せずに無意識の死亡の方へ誘導すべきか，あるいは覚悟の死を遂げさせるべきなのか迷うところである。

　米国では癌の告知は以前から行なわれていたと言うが，診断を伏せることが患者からの訴訟に堪えられなかったという彼の地の訴訟社会の現実を無視することはできない。人は必ずいつかは死ぬのであるからそれに対する対処方法は本人が行なうべきだという突き離した考え方もあろう。しかし戦場の興奮の中でなら兵士も死の覚悟ができるが，日常生活の場でのそれは容易ではない。

　改正医療法では医師等の責務として，その第1条の4に「医療を提供するに当たり，適切な説明を行い，医療を受ける者の理解を得るように努めなければならない」とあり，インフォームド・コンセントに配慮した条項を加えている。医療者側としては多少でも治療の可能性がある場合は説明

もしやすいが，まったく手の施しようがない場合でも事実をそのまま通告すべきなのか適切な説明の仕方に非常に悩むことになる。

第4章
管理論

1. 経営管理論の発達

1）科学的管理法の起こり

　集団が協同体として仕事をしようとすれば，そこに管理が必要となる。いくらすぐれた識見や技術を有する人を集めても，管理が適切でないと，まったくその力は発揮されない。この管理というものは古くから雇用主と従業員の間に介在したのであるが，人々はこれに科学が存在することに気がつかなかった。これが経営管理論となり，学の体系を築くに至った発端は，米国におけるテーラーの研究に始まる。

　テーラー[5]はフィラデルフィアの中流家庭に生まれたが，健康上の理由から18歳で工員となり，彼が科学的管理法研究の最初の舞台としたミドベール製鋼会社へ採用されたのも，最初は普通の労働者としてであった。時に1878年22歳で，それから8年間の間に平工員から機械工，そして職長ついに技師長となり，夜間勉強してスチブンス工業大学からMEの称号を得ている。技師長となって3年，彼はミドベールを去り，マネジメント・コンサルタントとなった。そして1898年，ペンシルバニア州のベスレヘム製鋼所にまねかれて3年ここにいたのであるが，この間は科学的管理法の実験のチャンスであったが，会社側の無理解のため，必ずしも成功しなかっ

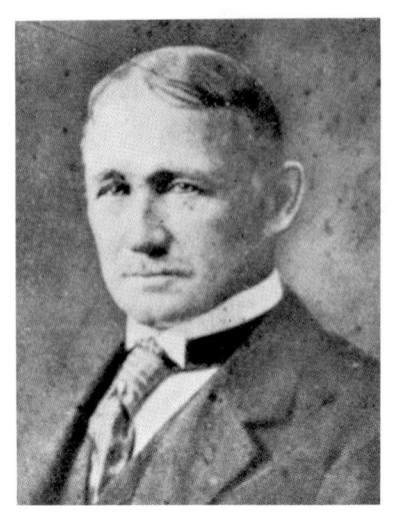

図 3　Frederick Winslow Taylor
（1856～1915）

た。しかし有名な高速度鋼の発明などを行ない，1901年ベスレヘムを去るときは45歳であったが，200に余る特許権をもち，莫大な使用料がはいってくるようになり，管理法の研究に専念できるようになった。

そして1903年，歴史的な大論文である「工場管理論」[7]が発表されたのである。これが今日の新しい管理技術のすべての始まりであると言ってよい。これは彼が1895年に発表した「出来高払制私案」[8]で提唱した新しい管理論が，賃金の支払い法を主とした記述のため，世にその真価が認められなかったので，構想を改めてその全貌を了解できるように論述したものである。1911年になると「科学的管理法の原理」[9]という著書によって，それまでテーラー・システムまたはタスク・マネジメントなどとよばれていたこの方法を，科学的管理法と称するようになった。それ以来，科学的管理法と言えば科学的な管理法という一般名詞としては使用されなくなり，テーラーとその弟子が行なった業績をさす固有名詞となってしまった。

2）科学的管理法の原理

近代管理を考えるにあたって，まずその古典であるテーラーの学説を，工場管理論[7]を中心として彼の著述[7~10]から検討してみる。

「最善の管理の土台は賃金を高くし工費を安くすることである。これは互いに矛盾するようであるが，けっして不可能ではない。ところが，現実には支配人は同業よりも賃金が安いことを喜び，工員は少しでも高いと得

意になっている。この考え方は労資双方の不心得である。

　次に一流の労働者が適当な条件のもとでなしうる仕事量と普通の労働者の行なうそれとは2倍から4倍も違うということを知らねばならない。しかし一流の工員でも，こんなにも仕事ができることは本人も知らない。これは詳細な観察と時間研究の結果発見した事実である。

　第三に工員に最大量の仕事をさせるには，同業の平均よりも30％から100％増給する必要がある。

　そして最後に，これが最も大事なことであるが，「精密な時間研究により課程 (task) を確立することが必要である。」課程とはノルマのことであり，一流の工員が健康を損うことなく，なしうる最大量の仕事である。「そしてこのタスクを達成した場合，相当の報酬を得られれば，怠ける工員などはいなくなり，全力をあげて最大の成績をあげるようになる。」

　つまり「一流の工員を選んで，時間研究により得られたタスクを課し，達成した場合に高い割増賃金を与えれば，根本の目標である高い賃金と安い工費が両立することになる。」

　これをテーラーは「科学的管理法は経営者の精神革命であり，労働者の精神革命である。」ということばで表現しているが，単なる手法ではなく，ひとつの哲学が存在している。

　従来の管理法における仕事のやり方は，工員まかせで，管理者はただ工員に精進してもらうことを期待しているだけである。科学的管理法はこのような考え方をまったく一変し，計画するものと実際の作業をするものと責任を分担しようというのである。つまり各種の仕事にはそれぞれ40〜50あるいは数百もやり方がある。またこれに使う道具も非常な違いがある。しかし，たくさんの方法や道具の中で最良のものはただひとつしかない。そこで仕事のやり方を工員まかせにせず，どんな動作でも工員が行なう前に管理者が時間研究や動作研究を行なって，唯一最善の方法を発見しておかなければならない。そして各工員は毎日その上長から教えられ，親切な援助を受けられるようにする。そして今までよりも30％から100％も多

い賃金を得，さらに毎日管理者側と親しく接触していれば，怠けなければならない原因は何ひとつなくなってしまう。

そして，この実験例としてズク（鋳型に入れた銑鉄のかたまり）運びの実験をあげている。普通の人夫が，1日に12½トンしか運べなかったものを，2年間の疲労研究の結果，作業と休憩の合理的な時間の配分を作り，47½トンを運ばせたのである。このようなことは"精進と奨励"式管理法で，管理者が"仕事を工具にまかせる"態度をとっていては絶対に不可能なことであった。彼はズク運びにも科学があるということを発見したのである。

このほか，シャベル作業やギルブレス*のレンガ積みの研究の実例によって，管理に科学があることを述べている。

つまり仕事の各要素に対する科学を発展させ，労働者を科学的に選び，訓練し，教育する。今までのように自分で仕事を選んで，自分で訓練する方法をすてさせた。

従来，仕事の責任はみな労働者にあったのを，管理者が仕事と責任を分けて受け持つことになったのである。

3）テーラー以後の発展

テーラーの科学的管理法はガント**，バース***，ハタウェイ****らの多数の門下生と，別の系統ではあるがギルブレス，エマスン*****が時を同じくしてこの普及完成に協力したことによって，第二の産業革命といわれる大きな力となってきた。

そして，これは人間を機械の一部にしてしまう悪魔的な労務管理方法で

---

　　　* Frank Bunker Gilbreth (1868〜1924)
　　 ** Henry Laurence Gantt (1861〜1919)
　　*** Carl Georg Lange Barth (1860〜1939)
　 **** King Hathaway (1878〜1944)
　***** Harrington Emerson (1853〜1931)

1. 経営管理論の発達　39

あるという非難をあびながらも，アメリカ的考え方の代表としてソ連に，ドイツに次々と実施されていった。

科学的管理法は作業研究から始まったので，この方面の研究の発展は特にめざましく，人間工学などを取り入れることによって，新しい各種の技法が生まれてきている。

しかしながら，科学的管理法に対する批判も強い。ドラッカー[11]に言わせれば，「科学的管理の亜流は枝葉末節の問題に迷いこんでしまった結果，狭隘で退屈なものになってしまった。今日なお1912年の下院特別委員会におけるテーラーの供述[10]が，科学的管理に関する説明中の白眉とされている。」たしかに，次第に枝葉の技法の開発に落ち込んできた傾向がある。今日でもテーラーの論文を読むと感銘を覚えるが，なぜそれでは大乗的な発展に至らなかったか。ドラッカー[11]は，これを「新しい洞察といわれるものが半面的な洞察にすぎない場合が多い。科学的管理法にも二つの盲点があり，ひとつは技術上の盲点であり，いまひとつは哲学上の盲点である。」と説明している。

技術上の盲点とは仕事を最も単純な要素的動作に分析して，個々の動作そのものの検討という方向に発展していったのが誤りであるというのである。テーラーは統合ということを認めていたが，科学的管理法の発展がこの分解することと組み立てることを混同してしまったことが盲点だと言うのである。

哲学上の盲点とは科学的管理法は，"計画"と"実行"の分離ということを基本的信条としている。「たしかに"計画"と"実行"との差異を発見したのはテーラーの大きな功績である。実に現代の経営は，全面的にこの考え方のうえにたっていると言ってもよい。今日，目標を設定し，事業を経営することが真剣に論議されるようになったのも，テーラーが計画を職務の重要な一部として発見した結果である。しかしながら，仕事が"計画"と"実行"の二つの部分に分析されるからといって，計画者と実行者とは別個の人間でなければならないという結論は出てこない。言いかえれば，

産業社会を二つの階級の人々に分けなければならない理由はないからである。」と述べている。

2．近代管理の病院における展開

　従来の"精進と奨励"式管理法では，よい管理が行なわれないことはわかったのであるが，それでは病院ではこれをどのように応用すべきであろうか。病院は特殊なものであって，利益を第一義とする企業と同一に取り扱うことはできないという考えを前章で述べた。したがって，これには管理の介入の余地などなさそうである。たしかにその考えも一理はあるが，そこに集団としての人・金・物の要素があり，協同目的達成のための組織体である以上，非常なむだや非能率，業務遂行上の障害に対して手をこまねいているわけにはいかない。どうしても近代的管理の導入をはかって，病院の機能を完全に生かすように努力する必要がある。

　管理には五つの基本的要素がある。計画し，組織し，動機づけ，協調させ，評価することである。これについて病院の場合を考えてみる。

1）計画

　病院は患者のために設立されたものであるから，この目的達成のために邁進すればよいのであるが，毎日の仕事のためには目的を具体化した目標が必要である。人は具体的な目標を与えられることによって，初めて最大の努力を払うのであって，できるだけやれという"なりゆき管理"では，じゅうぶんな力を発揮しないものである。このことはテーラー，フェイヨル（次章参照）以来明らかな事実であって，ドラッカー[11]が言い出して最近非常に有名になった「目標による管理」もこの重要性を示すものである。

　そして，この目標の設定は検討を経た科学的なものでなければならない。診療圏の調査によって病院のその地域における働き，その地域の医療需要，病院に寄せる住民の期待などを知ることができる。患者数を分析すれば，

診療の実態, 人員や設備の適合の問題などが考えられてくる。また収入や費用などの金銭的数値も非常によい資料となる。業務量を総括的に把握する他によい指標がない場合, 金銭的数値は捨てがたいものである。「仕事の単位×難易度×数量＝金額」というように考えると, 単に経済的指標のみにとどまらず, 業務量の指標として使うことができる場合が多い。

これらの分析には, 自病院の過去の資料を使用するにとどまらず, 他病院およびわが国全体の病院の趨勢なども知り, その中における位置を考えにいれねばならない。病院全体の目標, 部門別の目標, 個人の目標とあるのであるが, 全体の目標の設定には広い識見が必要である。

2) 組織

橋本*の言を借りると,「病院は野球チームのようなものであって, 院長は監督である。」という。メンバーはポジションが与えられ, 監督の意向に添ってゲームを進行するように義務づけられている。まず監督は有能な選手を捜して, 最も適当なポジションを与える。そして絶えず教育訓練を行ないながら指揮指導し, さながら自分の手足を動かすように選手を縦横に活躍させるのであると。

これが組織なのである。いくら優秀な選手がそろっていても, それぞれが勝手にプレーしたのでは, チームとしての能力は低い。2人以上の集団が仕事をするときには, 必ず業務の分担と協力という問題が起こるのであって, 毛利元就の3本の矢の故事のように個人プレーに終始すれば何人集まった大集団でも, その働きはひとりの場合と同じであるが, それが組織化したときに, 個人の能力の限界を越えるすばらしい働きとなるのである。

したがって, この組織という問題が管理上最も重大であり, 管理論は必ず常に組織論を伴うのである。次章で述べるフェイヨル管理論は組織論の

---

* 橋本寛敏（元聖路加国際病院長）

古典として有名である。

病院には巨大な設備があり，高価優秀な機械があるといっても，それを動かすのはすべて人であり，病院活動は人によるサービスであって，この組織化に成功すれば近代的病院管理は半ば成るといっても過言ではない。

3）動機づけ motivation

計画し，組織したならば，次はその集団を指揮指導して業務を行なうことになるのであるが，これは単に命令では実効をあげられなくなってきた。フェイヨル[13]によれば，管理の第三の要素として命令をあげたのであったが，これは明白に動機づけと訂正を要することになった。

これはテーラーがすでに，「一般従業員と心から協力すること」として述べているのであるが，人間関係論の登場によって強調されてきた要素である。野球チームの場合でも，いくら監督が適切な命令を出しても，チームのメンバーにやる気がなければどうにもならないことである。このやる気を起こさせるのが動機づけであって，これには作戦計画を理解させ，最も得意なポジションを与え，自分のプレーがチームにとっていかに重要な働きをするかを認識させることによってかもし出されるのである。

部下に仕事を与える場合に，命令をするということは，上から圧力をかけることであるが，動機づけるということはリードすることであり，圧迫なしに心から協力させることである。このためには，まず従業員に仕事の目的，方法，なぜこの方法を行なうか，ということを理解させねばならない。これには，グループ・ディスカッションなどによって納得のいくまで説明がくりかえされる方法がよい。

このような関係は，浪花節的な親分子分の間からはけっして生まれてこないのであり，近代的な職業観を前提とした新しい認識なのである。病院も，その勤務者に心から仕事をしようという意欲をかきたてることが必要で，一方的な命令では心底からする協力は得られないのである。

4）協調

　病院のように多職種の専門家が、それぞれ部門を形成しているような組織では、特に各人は自己の所属する部門の仕事だけに関心が片寄り、ときによると、それだけが病院のすべての仕事であるかのように錯覚しやすい。他の職種の業務にはまったく興味がないので、このような状態に陥ってしまうのである。

　そこで、病院全体の業務の協調のために会議が必要となってくる。通常、各部門の代表者による会議の形式をとる。この会議は診療科の医長だけでなく、看護部、薬剤部、事務部などの代表者を加えたものとすることが必要である。この会議は、できれば毎週行ないたいところであるが、これとは別に診療部だけの診療会議が必要なので、それとの重複を考慮すれば、全体会議は隔週ということになろう。

　意志の疎通を欠くことによる業務の疎外は、普通考えられているよりもはるかに大きいものであって、各部門間の協調上の問題点のほとんどは、話し合いによって簡単に解決してしまうものなのである。

　会議は、このように管理上必須ではあるが、あまりにもたくさんの会議が行なわれ、毎日というような極端な状態となると、会議へ出席するために業務が阻害されてしまう。会議が多すぎるということは、組織上に何か欠陥があるのであって、そのような場合は、組織の再検討が必要である。

　病院は激しい活動の場で、毎日が新事態の発生である。それに対処するためには、会議の効果的な活用を図らねばならないが、この運営にあたっては、その有用性と存続についての反省が必要である。

5）評価

　結果の評価は、今まで病院では管理上の制度としてほとんど行なわれていなかった。実際には、何らかの形で行なわれてはいたのであるが、自然発生的な評価では、じゅうぶんな管理を行なうことはできない。そこで医療行為については、第8章に述べる医療評価によって病院として評価を行

なう体制を確立したい。また収支についても原価計算などにより，その検討を行なってみることは有意義である。

　これらの評価はそれ自体に意義があるのではなく，これが次のステップとして連続するところに意義があるのである。つまり評価によって，次の目標を設定し，計画をたて，実行に移すのが管理なのである。

第5章

組織論

1. 組織の原理

1）組織論の発達

2人以上が協同で，同じ目的を達成しようとして仕事するとき，そこに組織が生ずる。業務の分担，連携の方法，仕事上の位置や主導権のとり方などにあらかじめ約束が必要となる。これが組織であって，古来より軍隊にその原形をみるものである。

一般産業でも，これに似た組織はあったわけであるが，この組織の優劣が，いかに偉大な力を発揮するかを如実に示したのはフェイヨル[12]であった。

彼はフランスのコンスタンチノープルで技師の子として生まれ，1860年19歳で鉱山学校を卒業し，コマントリ鉱山会社の技師として入社した。そして会社が経営不振に陥り無配となって，破産の直前の最悪の時に衆望をになって，1888年フェイヨルは社長に就任したのである。彼が社長となるや，それまで下降の一途をたどっていた会社の業績が上昇に転じ，1900年には他の鉱山会社を合併するところまで発展した。

フェイヨルはこの奇蹟とも思える事実をこのように説明している。「1888年には，管理職能のやり方に変化が起こった。そして，そのほかには何の

変化もなく，不利益を伴う要素はその重さを減少させることもなかった。同一の鉱山，同一の工場，同一の財源，同一の販路，同一の取締役会，同一の従業員であったのにもかかわらず，ただ管理の新方式のみによって会社は衰運への歩調と同じ早さで上昇した。」

つまり，彼が統率者としていかにすぐれていたかが，うかがわれるのであるが，組織の重要性を身をもって示した好例である。

テーラーは工場の現場の職長として作業研究を通じて管理の実践を行なったのであるが，フェイヨルは経営者としてトップの立場から管理の確立を図ったのである。この両者はまったくお互いを知らず(後年フェイヨルはテーラー説を知ってこれを批判している)，独立してそれぞれの管理学説を樹立した。この2人の考え方はそれぞれ補完し合う関係にある。テーラー，フェイヨルのいずれも，その学説の起こりは実際の経験であり，その体験から得たものを抽象化することによって，ひとつの学の体系の基礎を築いたことは非常に興味ぶかいことである。

フェイヨルは，「産業並に一般の管理」[13]と題する自己の管理論を1916年に刊行したが，これは組織論といったほうがよい内容である。フェイヨル管理論を端的に指揮の学と評しているが，組織の根本原則として命令の統一をあげて，協同体の力を結集し企業目標に強力に邁進させることを図ったのであった。フェイヨルは管理活動として計画，組織，命令，調整，統制の五つの要素をあげたが，この命令は動機づけに変わらなければならないことはすでに前章で述べた。

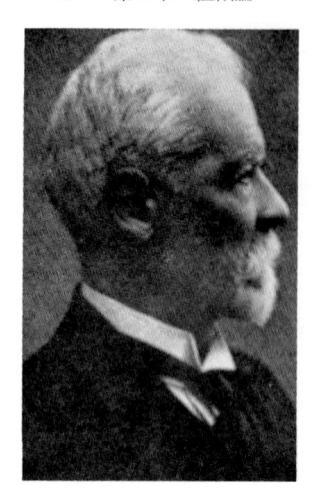

図4 Henri Fayol (1841〜1925)

2) 組織の種類
(1) ライン組織

　最も単純な形でわかりがよい。俗に軍隊式組織という言い方が，よい意味でも軽侮した意味でも使われている。この組織の利点は，単純直裁な形から指令の統一が得られやすいことである。このために，今日でもなお，あらゆる組織の原形として生き続けている。この組織の強味は誰にもわかりやすいことであって，組織の外部の人にもまた内部のものにも仕事の分担が明確である。特に指令系統はよく理解され，指令一元化が徹底しやすい。さらに組織の階層化にあたっても経営層，管理層，監督層，作業層というピラミッド型が得られやすく，地位や上下関係の設定も容易である。

　しかし，この最大の欠点は，すべての人に平等に万能的な能力を期待するところに相当の無理があることである。主任者としては高い能力をもっていても，管理能力に欠ける場合，その係は，集団としての力が減弱してしまう。このような場合，ライン組織ではそれを援助助言補佐してくれる者がいない。そのため今日では，このライン組織をそのまま実際に使用している企業はほとんどなくなってしまった。

(2) ライン・スタッフ組織

　ライン組織の欠陥を補正するものとして，スタッフという概念が起こった。フェイヨルは早くもこの必要性を強調しているが，軍隊で言えば参謀である。作戦に関するすべての計画を隊長に一任の形をとれば，有能な隊長は戦果をあげえようが，人には能力の限界があるから，すべての隊が好結果を得るとは限らない。そこで参謀が豊富な資料と有能な人材の力を結集して作戦計画をたて，各部隊を補佐すれば，どのような結果になるか言うまでもないことである。

　この参謀がスタッフなのである。これは隊長の助手であり，ラインの命令系統にははいらないので，ラインのものは隊長のみから命令を受けるのである。このスタッフは計画を立案するまでが仕事であり，その採択はラインの長によって行なわれ，実行するのはラインの人々である。スタッフ

図5　組織図(1)　　　　　　図6　組織図(2)

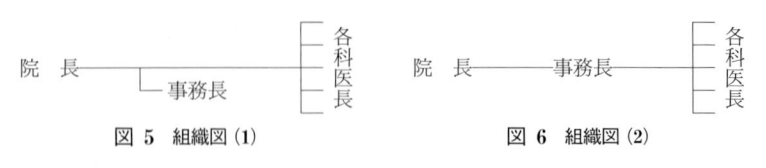

にはラインに対する指令権限はない。ところが往々にしてスタッフがラインに働きかける場合が多く，せっかくの組織体系をめちゃめちゃにしてしまっている。

　たとえば，図5の組織では事務長はスタッフであるから各科医長に対する指令権はないと考えるべきで，院長の採択によって，院長から指令が発せられることになる。

　もし事務長に指令権があるとするならば，その場合は，スタッフではなくラインなのであり，図6のような関係に改めなくてはならない。

　またこの形態は発展して，ひとりのスタッフではなく，チームとなり，ゼネラル・スタッフを形成するようになる。この場合，院長がまったく管理的仕事に興味がないと，スタッフの助言が院長を素通りするようになり，それに慣れると，いつのまにかスタッフが直接ラインの人々に指令を発するようになる。このような組織の紊乱を起こす風潮には警戒しなくてはいけない。

　スタッフは直接生産に関係しないので，たとえば病院におけるスタッフとしての事務などは無用の長物で，ないほうがよいという人もいる。皮相的な観察では管理費を増大させるだけで，この縮小を図ったほうが経済的にみえる。たしかに必要以上に精密な組織を構成するのは問題であるが，スタッフ組織をもたない近代組織はない。

　チームとしてのスタッフには，専門スタッフとゼネラル・スタッフ（管理スタッフ）がある。前者はライン部門のそれぞれに共通する人・金・物の業務を集めたものであり，人事課，財務課，用度課などがそれにあたる。これは本来ライン部門にあった業務を中央化したものであり，それを集約

してライン部門にそのサービスを提供しようというものである。

　したがって，これらスタッフ部門には，それ自体としてはライン部門に対する統轄や命令権のないことは当然であり，人事課だけで人員の採用を行なって各部課に配属し，業務の責任だけを各部課に押しつけるのは，大変まちがったやり方である。これは，病院長を初めとするラインの管理者の権限に属することで，それに対して助力し専門サービスを提供するのが人事スタッフの任務であらねばならない。

　ゼネラル・スタッフは，企画調査室（または総務課）または管理課などであって，病院長が行なうべき管理業務に助言を与えるもので，全体的な仕事を行なうのでゼネラル・スタッフとよばれている。病院における事務長の立場は，事務部門の長としての立場とゼネラル・スタッフの長としての立場との二元機能を有することが多い。これらのスタッフはトップといっしょに管理に参加するので，全体の管理者であるかのごとき錯覚に陥りがちであるが，組織の原則に照らしてみれば理に合わないことである。

　スタッフもその組織の中でみる限りはラインであり，どの部門がラインで，どれがスタッフであるかはむずかしい問題である。その企業の主たる業務を行なう部門がラインであり，病院の場合は患者の診療を行なうのが主業務であるから，それに関係しない部門はスタッフである。さらに診療部の中もラインとスタッフに分かれるのであるが，これについては病院の組織の項で述べる。

(3) 事業部制組織

　これは近年，ライン・スタッフ組織による機能別の組織の細分化が進み，そのこと自体は喜ぶべきことなのであるが，巨大な組織になるに従って，複雑になりすぎ，かえって機敏な行動がとれなくなってきた。この解決法として，たとえば電機メーカーなどではテレビ事業部というような組織を作ってこの部門を独立させ，テレビの生産や販売に関するいっさいの業務を本社機構から離してやらせるという方法がとられている。このほうが組織が小さいので小まわりがきき，状勢の変化に迅速に対応することができ

るわけである。

　病院の場合も，この考え方を取り入れることは可能であり，分院などを本院の組織から切り離して運営することはよく行なわれていることである。しかし，この事業部制の採用は慎重に考慮すべきであって，病院はそれ自体あまり大きな組織ではないので，それをさらに細分化することは，かえって重複した組織をもつことになるので不経済となることが多い。分院が相当離れた場所にあったり，機能的にまったく別のものであったりした場合は，この考えの採用も好結果をあげうるが，一般的には望ましくないであろう。

3）組織の原則

　組織化が行なわれると，そこに守られねばならない原則が生ずる。ただ集団内における各人の仕事上の位置を決め，組織図を画いて作業の分担と協力関係を明らかにしても，組織の原則が守られなければ，ほんとうの意味で組織化したとは言えないし，その組織は有機的な連携をもつ協同体とはならない。組織をいかに強力なものとするかが，組織論の問題点であり，先人の苦心の足跡でもある。今日組織の原則として伝えられる法則は数多いが，その主要なものを次に掲げる。

(1) 組織と目的

　組織は共同の目的を達成するために作られたものである。すべて企業には，その創設された目的がある。ただ漫然と集団を形作ったわけではない。病院は傷病者の世話を主目的として作られた近代医療実践の場である。

(2) 専門化と分業

　「分業は自然的秩序で，同一の努力をもって，より多く，よりよく生産することを目的としている。そして多数の人員を就労させ，数種の能力を必要とする労働には例外なく適用される。」とフェイヨル[13]は述べている。

　これがいかに強力な働きをするかは，自動車工場などを考えてみればわかりやすい。ひとりの技術者が自動車を全部自分だけで製造組み立てを行

1. 組織の原理   51

なおうとすれば，かなり高度な技術が必要である。しかし大自動車工場では工具はその中のごく一部分しか担当しない。この方法は，その日に新規採用した新入工員でさえも簡単にできる単純作業にまで工程を分解してしまう。そしてこの単純作業の寄せ集めで自動車の生産が可能となり，ひとりで全部やるよりも，より多く，よりよい生産が行なわれるようになる。

　病院の場合も同様である。よく病院は学校を卒業したばかりの若い医師が多いので，老練な個人開業医にその能力は及ばないという説をなす人がいる。たしかにひとりずつの能力を比較すれば，そのような場合もあるかもしれない。しかし，専門化されたチームが集団として医療を行なう場合，これはもう個人の能力の限界を越えるものであって，とうてい比較の対象にはならないと考えられるのである。前の例の自動車工場のように，単純作業の寄せ集めでさえ，大変な技術者の仕事と匹敵する作業になる。まして病院では高度の教育訓練を受けた専門技術者の分業であるから，その組み合わせによる能力は，非常に高いものであることは明らかである。

(3) 指令の統一

　担当者はひとりの上長からだけ指令を受け，すべてひとり以上の指令者をもつことはできない。これはフェイヨルが最も強調しているもので，組織の根幹であるといっているが，おそらく最も守られていないものはこれであろう。2元指令の害はよくわかっても，実際問題としてはなかなか実行がむずかしいものである。

　自分の直属上長は誰かということは組織図を見ればすぐにわかることで，その人以外は指令者ではないのである。たとえば直属上長のもうひとつ上の人から直接自分に指令が発せられたとしても，それはけっしてそのままで指令としてはならないものである。いわゆる"やりて"といわれる実力者に多いのであるが，最下級の作業員にまで直接指令を出さないと気のすまない人がいる。巡視などの時に思いつきを現場で直接指令して，末端まで声をかけたとして民主的指導者を気どったりする。しかし，これは組織の破壊であり，階層化の否定である。もしこれをルールとして軌道に

乗せたいならば、ワンマンの指導者に他はすべて直属する並列の組織としなければならない。

それでは、病院長などから中間を飛び越して直接指令されたら、実際問題としてどうすればよいのであろうか。この場合は直属上長にそのことを伝えて、改めて指令の形にしてもらうのである。非常に簡単な仕事の場合は、それを行なってから事後了解の形で直属上長に報告し了解を求めるのもやむをえない便法である。このような方法をとれば、組織の原則を知らないで無視する少数の上司がいたとしても、乱脈に陥るのを防ぐことができる。

まして自分より階層が上であっても、他の部門から指令されることなどはありえない。それは"協力の依頼"なのである。その"協力の依頼"に応ずるか否かの主体性は受けた側に存在するのであって、指令の場合のような無条件遂行などは起こりえないことである。2元指令は、一見正当に見えるような理由づけで行なわれるが、組織の荒廃衰弱をまねく最大のもので、これが頻発するようになれば、その組織は壊滅の前夜である。

病院で事務部から診療部に直接指令がなされることなどは、通常の組織形態では普通考えられないことである。ただし、他部門の間でも医師が看護婦に行なう診療介助のための指令は特殊であって、この原則の埒外に出るもので、これについてはのちに述べる。

また2元指令の発せられる原因のひとつに、所管事項がはっきりしていないことからくる場合もあるが、このような組織では力の強いものの言いぶんが通る顔の場と化してしまう。

(4) 階層

階層は上級者から下級者に至る責任者の系列である。これは大きな組織ほどたくさんになる。指令はこの階層を通じて確実に次々と流れてくる。また報告や答申は逆にこれを順に昇ってくる。そこで、まえに述べた指令の統一が組織として守られなければならない至上のものであるならば、大組織になると大変なことになる。たとえば、他の部課に仕事を依頼または

行なわせようとする場合は，この階層を順にかけ昇り，トップから今度は相手側の階層をつかえながら順に下がってきて，初めて目的を達することになる。これでは急の仕事の間に合わない。

そこで考えられたのが"フェイヨルの橋"の理論[13]である。階層が二つの階梯A－GとA－Qの組織の場合を考えてみる。ここでFとPが連絡して仕事をする必要が生じた場合，それぞれの階梯をかけ昇ることをせず，責任者であるEとOが，FとPが直接関係することができる権限をあらかじめ与えておけば，この仕事は迅速に処理することができる。

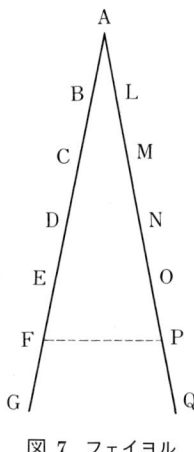

図7 フェイヨルの橋

病院の場合，医師が看護師に診療介助に関する指示を現場で出すことができるのは，この了解があるためと解すべきである。患者の診療介助業務に関しては，師長または主任看護師は個々の看護師に対して，あらかじめ医師と直接関係にはいることができる了解を与えている。そのために，医師はこの行為に関しては直接指示することが可能となる。したがってこの場合は，通常の他部門のものに対するさいのような協力の依頼という間がらではない。しかし，これはそれぞれの上長が了解した診療介助業務の範囲内のことであって，それからはみ出した指令は単なる協力の依頼にすぎない。

この"フェイヨルの橋"の応用は非常に業務を機動的にするが，この濫用はつつしむべきである。また上長の事前の了解をえないで，かってに関係をもつことは組織を混乱におとしいれる。

(5) 権限と責任

仕事に対する権限は責任と対応するもので，同等でなければならないというものである。責任だけを押しつけても，それを遂行する権限を与えなければ，その業務を完遂することはできない。これも組織の原則のひとつとして広く知られているわりに，なかなか守られていないものでもある。

試みに，従業員にあなたの責任と権限はつり合っているかと問いかければほとんど責任だけ重くて権限がないので，どうにもならないとボヤくだろう。しかし，それではほんとうかと言えば，従業員が思っているほどでもない。ぜんぜん権限がなければ仕事はできないからである。

たとえば，新生児の沐浴の責任を負わされた看護師は浴槽，浴温計，ピンセット，沐浴用トレイなどを用意し，新生児にさわる権限を与えられなければそれを行なうことはできない。しかし沐浴だけのために分娩室や手術室の他の器具にまでさわる権限は必要としない。また物品の購入にまったく権限をもたない者に，購入物品の良否や適不適による業務の失敗の責任を追及しても，それには応えようがないのである。

このように，分担の仕事を効率よく遂行させるためには，必要な責任と権限を与え，それを本人に確認させておくことが大事なことである。トップがすべての権限を握って，仕事だけ部下にやらせようというのは大きなまちがいである。上級者は総括的な権限だけを残して，その他は分割して下部のものに与えなければならない。

責任と権限がはっきりしないと，階層が上の者や古参の者が顔をきかせて話をつけることだけに終始するようになる。これでは会議や話し合いばかり多くなって，なかなか仕事が進まない。また稟議書などを作って下から上まで判をぺたぺた押したり，またすべての書類の決裁を院長にもっていって，大根1本の購入まで院長の許可印が要るような制度にしてしまうと，これはもうまったく誰も責任をとらない組織になってしまう。このために盲判を押すのに腕が痛くなり，自動スタンプを考案したりするのはナンセンスである。こうなると，責任を追及しようと思っても責任者はいないのであって，無責任が横行することになる。

(6) 例外の原則

これはテーラーの唱えたもので，監督者は例外的な業務だけを行ない，日常反復される行為は一定の処理基準を定めておいて部下にやらせるということである。

よく上級の地位にある人で、忙しくて忙しくて、からだがいくつあっても足りないなどということを言う人がいる。それはこの原則を実行しないためであり、日常反復の業務に手を出しているからである。また、なかには自分のやる業務はすべて例外だなどと言って、他人のことばに耳を貸さない人もいるが、そのようなことはありえないのであって、類型化を行ない、分類統合することによって反復業務となしうるのである。

まず自分の業務をふり返って反復されることの多い仕事は何か。そのうち、どれを部下に委譲することができるかというように、順次に処理していけば、階層の上の者ほど楽になるはずなのである。それを下級者にできる仕事まで抱えこんで、忙しがってみても、それは管理能力の不足を示すだけで、有能であることを立証するものではありえない。一般に忙しがっている人ほど仕事を一生懸命やる人で、立派な人だと思い違いをする傾向が強いが、自分の職分をふり返って、何をするのが自分の仕事であるか、一度よく検討してみる必要がある。経済的に考えても、部下のほうが月給が安いのであって、安い月給の人にできる仕事を高い月給の人がやるということは大変な損失である。

(7) 統制の限界

ひとりの管理者がもつことができる部下の数には限界があるということである。一般的には3〜7人が適当であるとされている。

これは部下の数が少なすぎると、監督のしすぎや部下の仕事に干渉したりする弊害が起こり、またそれを避けようとすれば部下の仕事を横どりして並列で仕事をするようになって、結局うまくいかないことが多い。また反対に数が多すぎると目が届かなくなって、野放しになってしまう。階層の上の管理層では人数が少ないほうがよく、下層の作業層ではその作業の種類にもよるが、15〜20人でも管理が可能なこともあると言われている。

病院の場合、院長の直属の部下が診療部長と事務部長の2人だけというのは少なすぎるわけで、院長が単なる病院のシンボルである場合はこれでもよいが、実際に多少でも管理を行なおうとするならば、これではぐあい

が悪い。直属の部下の数が少ないと直接指令できる者が少なくなり，すべて間接管理となり，階層の数が増えて，能率が阻害される。ドラッカー[11]も組織の中間層が少なく，命令経路が短いほどよいと言っている。

2．病院の組織

1）病院組織の構成部門

近代病院を構成する部門は，次の10部門に分けられる。診療部門，中央診療施設部門，看護部門，薬剤部門，給食部門，医療福祉相談部門，診療情報管理部門，事務部門，施設部門，ハウスキーピング部門である。

診療部門には内科，外科，産婦人科などの診療各科と救急部があり，入院診療，外来診療，救急診療，地域医療への協力が行なわれる。

中央診療施設部門は放射線部，臨床検査部，麻酔部(中央手術室)，リハビリテーション部からなり，大型の施設機械と専門医群と多数の医療技術員を有する近代病院の中核的存在である。

看護部門は病棟，外来，手術室，救急部に分かれ，わが国では現在，病院の近代化の進展に伴い，最も強く充実されつつある部門である。

薬剤部門は病院では早くから分業が行なわれ，その体制も確立しているが，それと同じような位置を占めるべき給食部は組織上の位置さえあいまいで，便宜的な処理がなされ，今後の発展が望まれている。

医療福祉相談部門は普及しつつあるとは言うものの，まだ認識も浅く，これからの課題として残されている。

診療情報管理部門はカルテのライブラリーとしての機能と，カルテから得られる情報を提供する管理スタッフとしての二重機能を有し，今日ではこの部門を設置することが病院として不可欠の業務となってきている。

事務部門は総務，企画調査，人事，財務，用度，医事の各課から成っている。

施設部門はボイラー，電気など病院の施設の運転と保守を行なう，いわ

2．病院の組織　57

ば裏方である。

　ハウスキーピング部門は環境整備の係であって，感染予防などに貢献している。

2）病院の組織図

　組織を考えるにあたっては，まず最初に組織図を作らなければならない。そしてこの組織図は単なる看板ではない。病院のPR用パンフレットに刷り込むだけで，実際にはまったく使用されないというのでは何にもならない。

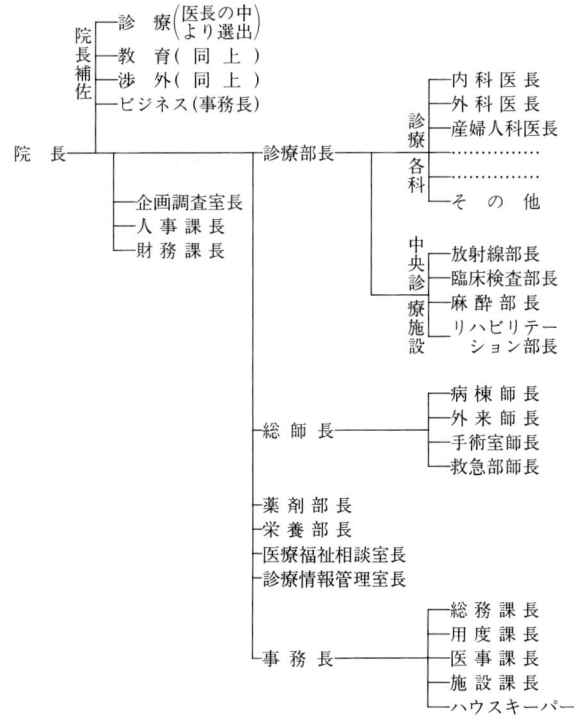

```
                    ┌─診　療（医長の中より選出）
              ┌院長補佐┼─教　育（同　上）
              │     ├─渉　外（同　上）
              │     └─ビジネス（事務長）
              │                              ┌─内科医長
              │                              ├─外科医長
              │                         ┌診療各科┼─産婦人科医長
              │                         │    ├─……………
              │                 ┌診療部長┤    ├─……………
              │                 │       │    └─その他
              │                 │       │
              │                 │       │       ┌─放射線部長
              │                 │       │中央診療施設┼─臨床検査部長
              │                 │       └       ├─麻酔部長
              │                 │               └─リハビリテーション部長
              │                 │
              │                 │              ┌─病棟師長
              │                 │              ├─外来師長
  院　長──────┤                 ├総師長────────┼─手術室師長
              │                 │              └─救急部師長
              │                 │
              │                 ├─薬剤部長
              │                 ├─栄養部長
              │                 ├─医療福祉相談室長
              │                 ├─診療情報管理室長
              │                 │
              │                 │              ┌─総務課長
              │                 │              ├─用度課長
              │                 └事務長────────┼─医事課長
              │                                ├─施設課長
              │                                └─ハウスキーパー
              │
              ├─企画調査室長
              ├─人事課長
              └─財務課長
```

　　　　図 8　組織図 (3)

組織図は管理を行なう筋道が示されているのであって，指令の伝達，連絡，報告などはすべてこれによらなければならない。線は必ずひとりの管理者から，数人の部下へという形で結ばれる。

院長の下にひとりの副院長を直列で結ぶような，ひとりとひとりという線を引くと，責任と権限が同等となり，院長は単なるシンボルとして祭りあげられてしまう。

2人以上の管理者から，ひとりの部下へというような線が引かれた組織図は普通はみられない（テーラーの機能別職長制度という理論もあるが，実際の組織に応用されたことはない）。

そして，この線を伝わって直属上長からのみ指令が伝達される。それ以外は，すべて"協力の依頼"である。ただし，あらかじめ了解をえた医療行為に関しては，"フェイヨルの橋"を使って経路を短縮できることはまえに述べた。

組織図の例を図8にあげた。これは下部を省略してあるが，実際の組織図の作成にあたっては，末端の従業員までを画くべきである。

3）病院におけるラインとスタッフ

ラインとスタッフの違いについて，アレン[14]の定義を引用する。彼はこれを次のように述べている。「ラインとスタッフの差は，そのもつ役割の違いによって生ずるものである。2人以上の人が協同して働くときに，その間にラインとスタッフを区別することは，最終結果の達成に直接関係する決定を行なうものはたれか，決定を行なうにあたっての助言や助力を提供するものはたれかを決定する手段である。ラインとは，主要目的の達成に関する職務と権限をもち，かつそれを遂行する責任を有する職位あるいは組織要素を言い，スタッフ要素とは，ラインにたいしてその目的について助言と助力を提供する職務と権限を有するものである。」

つまり，これを病院にあてはめると，診療部がラインであり，その他の部門はスタッフであると言える。

この両者の関係について，さらにアレンの説を引用する。「ラインであるとされている管理者は，スタッフ職位からの命令にしたがうものではない。その反面，ラインの管理者はスタッフにたいする権限をもたず，スタッフの示唆にたいし，じゅうぶんな考慮をはらわなければならない。権限という点からラインとスタッフの差を示す決定的な要素は，意見の一致をみない場合には，ラインの管理者は，最終的な実施上の決定を行なう権利をもっているということである。これにたいする唯一の例外は，両者に共通するラインの長から特別の委譲がスタッフにたいして行なわれるとき，あるいは会社の方針が優先するときだけである。」

すなわち通常の病院の組織では，診療部の業務の遂行に関して，スタッフ部門から指令を受けることはないのである。しかしその示唆にたいして考慮する必要があるのであって，診療に関して医療技術職の助力を受けるとか，新職員の採用に人事スタッフの助言をあおぐということを行なうわけである。

またスタッフには，専門スタッフやゼネラル・スタッフのようなチームのほかに，個人スタッフがある。これをライン・アシスタントとスタッフ・アシスタントの2種類に区別する。副院長や副医長はライン・アシスタントであり，院長や医長が事故があった場合にこれに代わるものであって，それらと一体と見なしうる。ただしこの制度は，この両者間の職務の分担の割り振りがむずかしく，片方が名前だけのロボットになってしまうことが多い。

ある病院では渉外，診療，教育という数人の院長補佐を置く制度をとっている。これはスタッフ・アシスタントであり，院長の業務の一部ずつを分担して，それに助言を与え，また下位者や外部に説明する役職であり，活用次第によっては大きな機能を発揮する。病院の組織は下手に運用すると，院長のスタッフは事務長だけということになりかねない。これを防ぐために，各診療科医長から，このスタッフ・アシスタントを選ぶのがよい方法だと考えられる。

4）委員会制度

　委員会には二つの機能がある。ひとつは部門別に横に広がった組織の調整のためであり，いまひとつは業務の遂行に助言を与えるスタッフとしての役割を持たせたものである。この両者は合併している場合も多い。

　たとえば，購買委員会というものがある。これは限られた予算で物品の購入を行なうときに管理者側の意志だけでやるよりも，各部門の代表を選んで委員会を作り，その合意のもとに行なう慣例を作ると，おのずから各科間の調整がとれ，みんなの納得する緩急順序で購買が行なわれるようになる。

　このような利点があるので，委員会制度は病院では広く活用され，少なくても2～3の委員会をもたない病院はなく，多ければ20～30ももっているところさえある。運営委員会，人事委員会などから始まって，感染管理委員会，病歴委員会，給食委員会，苦情処理委員会，売店委員会などまで数限りなく作られている。

　病院は多数の専門職種が，それぞれ部門ごとに分割されており，ややもすると各部課間の意志の調整に欠けることがあるので，院内のコミュニケーションをよくする意味で計画されやすい。また問題が起こるたびに，臨時の委員会を作って意見の調整を図ることも日常よく行なわれるところである。

　しかし，この制度にも欠点がある。委員会は調整と助言のためのスタッフなのであるが，ラインの管理者がこの取り扱いを誤ると，委員会の決定がそのままラインの意志決定に代用されてしまうことが起こる。この場合に，委員の構成が適当でないと，組織のラインの力を衰弱させるおそれがある。

5）診療チーム

　病院の組織の特徴は患者の診療を行なう実際の場で，医師を中心とする多職種の協同する診療チームができて行動することである。これらの職種

たとえば医師，看護師，診療放射線技師はそれぞれ別の部門につながっている組織なのであるが，その中から患者の診療に必要な選手が選ばれて実際の場に登場する。するとその集団は，その場でただちに診療チームを結成し，医師をラインとするスタッフの関係が形作られる。

　看護師や医療技術職は，医師に対して専門的技能をいっぱいに生かして協力する義務を生じ，必要な助言と助力を与えなければならないのである。そして，その最終的意志決定の権利と責任は医師にある。

　このように実際の診療の場で，個々の構成員が所属組織から離れて，その場ごとの必要に応じて診療チームが形成され，診療業務が処理されていくのが病院組織の最大の特徴である。

　この臨時のチームはその必要がある間存続し，存在理由の消滅とともに解散される，きわめて流動的なものである。このような関係は決して組織の命令系統の紊乱ではないのであって，まえに述べた"フェイヨルの橋"の理論によって，直属上長の事前の了解により正当化されたものである。

　この病院の診療チームについてアレンは外科手術を例にとって，次のように述べている。「外科手術を行なうのは外科医であるが，今日では外科医だけが唯一の主人公ではない。病棟医や手術室看護師は手術について外科医を援助し，麻酔医，放射線医および臨床病理医は手術そのものではないが，手術に密接に関係し，全体の努力の成功に不可欠な仕事を行なう。ラインとスタッフという用語は医学においてはほとんど使用されることはないが，外科医と麻酔医は外科手術チームの中で，ラインとスタッフの関係で働く。麻酔医は患者の外科手術の可能性や麻酔剤の選択について，外科医にたいし助言と助力を提供する責任があり，またショックの診断や処置について助言する責任がある。外科医と麻酔医との間の完全な協同は，効果的な手術にとって必要である。両者ともその役割の神聖さにではなく，手術台上の患者の幸福に第一の関心をもっている。緊急事態が生じたり，あるいは行動が起こされたときは，もはや役割や関係を確認する必要はない。チームの各メンバーは自分の役割を完全に行なうように教育され，厳

格に訓練されている。重要な点はこれらの役割や関係をチームのメンバーに教えようとするのなら，これらをはっきりと把握する必要があるということである。」

6）医師と看護師の関係

　医師と看護師の関係は，戦後，総婦長（当時）制度の導入によって，最も大きな変革がもたらされ，今なお混乱が続いているものである。戦前のわが国の病院組織においては，ほとんど看護師は各診療科医長の下に配属され，そのラインの末端につながって，部下として指令を受けていたのであった。それが戦後，看護部として独立した組織となり，医師団と組織上，並列にならぶようになった。するとこの両者間が，どのような組織理論に基づいて行動すべきであるか迷いに迷い，現在でも，これに明確な解釈を下す人は少ないありさまである。

　これは他の一般企業において，組織の部門の異なる多職種のものが，仕事のたびごとにチームを形成して協力関係にはいるような例がないためで，この点を考慮しないで，一般的な組織論で解釈しようとしたところに無理があった。これをまえに述べた診療チームという概念を設定し，"フェイヨルの橋"の理論を使用すれば，基本的な組織理論と矛盾することなく，理解することができる。

　看護師は診療介助業務を行なうときは，この診療チームの一員になるのであって，医師をリーダーとする集団に帰属する。

　しかし患者の療養上の世話を行なう場においては，看護師だけが主役であって，師長—主任看護師—看護師という，看護部のラインのつながりで業務が行なわれるのである。すなわち，看護師は他の医療技術職とは異なる二重性格を有し，ある場合は診療チームの中で行動し，ある場合は単独（あるいは看護チーム）で行動するのである。

7) 主治医

　よい医療を行なおうとすれば，そこに責任者の所在が必要になる。ここにおいて主治医論が唱えられるようになった（守屋[15]）のである。

　この場合の主治医の問題は，法律的な責任者の問題とは分けて考えなければならない。今日の病院では，ひとりの患者に複数の医師が直接手を下すことがありうるのであって，その場合，何か医療紛争が起れば，それは直接の行為者である担当医が責任を問われるわけである。

　しかし病院医療の本質を考えるとき，このような法律責任とは別に，真の意味の医療の責任者が必要である。指揮者のないオーケストラではよい旋律は生まれないのである。

　外来診療では，対面する医師が主治医となって，それが交代していくと考えられる。この場合，患者はその主治医を信頼して，または管理医である医長の診療管理能力がその主治医にまで及んでいることを信頼して受診しているわけである。

　入院診療では，このように単純ではない。患者ひとりひとりについて，それぞれの病院医療の責任者が主治医なのであるが，これは受持医とは異なる。主治医と受持医について交叉した考えをもつものもあるが，これは区別して考えないと理解を誤る。ときには同一人がこの両者をかねていることもあるが，本質は同一でない。主治医というのは，その患者の診療のやり方について，意志の決定を行なうことができる医師である。

　上司に医長がおり，他のやり方の呈示が行なわれても，その医師が主治医であれば，それは教育的な助言であるわけである。もしそれが診療の指示命令という形でくるとすれば，その医師は主治医ではないのであって単なる受持医に過ぎない。この場合の主治医はその医長なのである。外科などの場合は，術者が主治医であるから，この関係はかなりはっきりしている。

　したがって，病院によっては医長が全患者の主治医であって，医員はすべて受持医に過ぎないことがある。教育病院などではこの形が多い。

反対に，すべての医員が主治医であって，この局面では医長と同列に並んでいる形態もある。勤務年限の古い医員だけになった病院では，このような体制になることがある。

　それでは医長というのは何であるか。部門の管理責任者であるから，管理権が存在するわけである。この管理権が，個々の診療行為にまで及ぶものであろうかというのが問題である。これは及ぶことがあると考えるべきである。管理権は主治医権とは次元の異なるものであるが，個々の診療行為にこの発動がなされれば，場合によっては主治医権にオーバーラップすることもありうるわけである。どちらを優先するかというと，病院という組織それもクロース・スタッフ制の中における診療であるから，管理権が先行すると考えざるをえない。したがって，主治医権は病院内診療という場では，一部制約されることもありうるわけである。

　この管理権の問題を混同して考えると主治医権の存在はあいまいとなり，誰が主治医でその患者の診療に責任をもっているのかわからなくなってしまう。

　どのような形の主治医制度をとるのが最も適当であるかは，一概には言えない。それぞれの病院の事情，医師の能力などが異なるからである。しかしいずれの形をとるにしろ，主治医が誰であるのかという認識が，診療チームの中で明らかにされていないと，責任の所在のあいまいさから，適切な判断の時期を誤り，最良の診療を与えられないという危険が起こる。

第6章

人間関係論

1. 人間関係論の登場

1) ホーソン工場の実験

　前世紀末より今世紀初めにかけて，テーラーやフェイヨルの管理論が起こり，今日の近代的管理の発端となったことはまえに述べたが，1920～'30年代になってもうひとつの新しい局面が展開してきた。それは人間関係論（human relations）の登場である。この問題を語るにあたっては，ホーソン工場の実験を述べないわけにはゆかない。

　それは1924年のことである。シカゴのウェスタン・エレクトリック会社ホーソン工場という電話機や部品の製造工場で，非常に興味ぶかい実験が始まったのである。この工場は近代的な設備が完備していたにもかかわらず，従業員の間に不平不満がみなぎっていて，科学的管理法の能率技師のやり方では，生産能率の向上に対して満足な効果をあげることはできないでいた。そこでハーバード大学のメーヨー[16,17]，レスリスバーガー[18,19]らの協力を得て，一連の研究が行なわれるに至った。

　それは照明度と作業能率との関係を調べる実験であって，テスト・グループとコントロール・グループの2集団を作り，コントロール・グループの照明は一定にしておいて，テスト・グループの照明条件を変えてみたので

ある。初めは作業場を次第に明るくしていったのであるが、これは予想どおり生産高が上昇していった。次に照度を下げていってみると驚いたことには、生産はさらに向上し、明るさが月光程度にまで下がったときに生産高の上昇が止まったのである。これは科学的管理法の考え方、つまり非能率な動作の排除、疲労の除去、作業環境の調整によって生産が向上するという仮説では説明のつかないことであった。

そのうえ、コントロール・グループの生産高も上昇を続けてきたのであるから、これは新事実の発生である。

そこで1927年から次の実験が計画された。それはまず2人の女子工員を選び、彼女らにその仲間4人を選ばせて、気の合った6人のグループを作って電話継電器の組立作業を行なわせたのである。この実験の間中、ひとりの調査員が彼女らの間に起こったすべての行為を観察記録した。そして4～12週間ごとに作業条件すなわち労働時間と休憩時間の与え方や、賃金制度などを変えていったのである。この実験でわかったことは、生産高が次第に上昇してきた原因が、作業条件の変化によるものでないということであった。さらに単調な仕事による気分沈滞を転換するため、ときどき組み立ての作業順序を変えるなどということもやっていた。これは、"唯一最善の方法 (one best way)"を強調する動作研究の技師たちのやり方に反逆するものでさえある。

つまり、彼女らが一心不乱に仕事をして生産性を向上させたのは、仕事に対する態度の変革のためだったのである。テスト・グループに選ばれ、会社の重要な仕事に参画しているという使命感および調査員と話し合いによって作業方法を彼女らの望む方向に変えていくことができたことなどが、このような最大の能率をあげさせる原動力となったのであった。つまり、人間には感情があるということなのである。人間を機械の部分品にすることはできないのであって、きわめて当然のことなのであるが、情緒的満足を得なければ、人は最大の努力を払うものではないということが証明されたのである。

さらに，この後2万人以上の従業員に面接調査した結果，人間感情が勤労意欲の源泉であることがわかったのであった。

2) 勤労意欲 morale

軍隊でいう士気である。いくら兵隊がいても，武器弾薬がそろっていても，兵隊に戦闘をしようとする意志がなければ，勝負にならない。この戦闘の意志が士気であり，産業では勤労意欲とよばれている。

優秀な従業員を採用し，整備が整った職場であっても，従業員に「やる気」がなければ生産性は向上しない。この「やる気」を起こさせるものが金銭だけではなく，人には感情があって，この感情こそが勤労意欲の源泉であることを人間関係論は実証したのである。

この勤労意欲を向上させるには無条件では望めないのであって，従業員に経済的，精神的および社会的満足を与えなければならない。

人間は経済人であるということは事実であり，金銭を得るために働くということは疑う余地がない。生物的欲求を満足させるためには金銭が大いにあずかって力があるものである。しかし，給与の多寡を問題にするときに，人は生活上の必要という尺度で金額を考えるよりも，むしろ同僚に比べて多いか少ないかということに非常にこだわる。これは，自分が職場から評価されている価値の基準として給与を考えているからなのである。つまり，同僚よりも認められているかいないかが問題なのである。このように給与だけをみても，人は食うためにだけ働いているものでないことがわかる。

ホーソン工場の実験はモラールの向上そのものが，生産性の向上に大きな影響を与えることを明らかにした。したがって，この人間関係論を取り入れた管理が唱えられるようになったのも当然である。そしてフェイヨルの述べた管理の要素の中の命令は動機づけと改めなければならないことになった。この動機づけを行なう方法として，各種の手法が開発されてきたのである。

一般の企業では人間関係的管理の手法として，カウンセリング（従業員相談制度），コミュニケーション（各種委員会，提案制度，社内報），リーダーシップ（監督者訓練）などが主要なものとしてあげられている。

精神的な満足という問題は，わが国の場合，特に病院という場で考えると，医師と看護師あるいは事務員などの間に存在する身分の違いという意識を払拭することであろう。これは旧来の陋習であり，そのような意識が形成された歴史的背景もあるのであるが，まったく存在に値しない垣根である。

病院は患者の病苦を取り除くために，患者を中心にして回転しているのであるから，その本質に思いを至せば解消できることである。

社会的満足を与えるため，すべての従業員に上級の地位を与えるわけにはゆかない。そこで，どうしてもその専門職を価値のある高度のものにまで高め，一流の専門家であるという誇りをいだかせるようにしなければならないのである。人は機械の代わりにはならないのであって，機械化できるものはできるだけ機械化して，高度の技倆をもたなければできない専門職にまで高めたい。

そして，従業員が仕事そのものに興味を覚え，意義を見いだすようにしむけなければいけない。このような気風を助長し，働きに喜びを感じる職場を作ることが，従業員にとって最も幸福なことだと言わねばならない。

このような総合的な対策を講じることによって，初めて，心から仕事に協力しようという気持ちをもった従業員の士気の高い職場となるのである。

2．わが国の雇用関係の特徴

わが国の労働市場をみて非常に特異なことは，終身雇用制とそれに伴う年功序列型賃金である。労働者は企業に密着し，ほとんど企業間の労働移動はない。これは非常によい面と，どうにもならない欠陥を蔵している。

有利な点は忠誠心が強くなることである。おらが会社，わたしの病院という非常に根強い愛着がわいてくるので，公私の境界さえも不鮮明にさせるほどである。したがって，会社のためならば，私事をまったく犠牲にして顧みない。それが近代的な職業的使命観からではなく，非常に古い義理人情から生じてくるのである。しかし，その情感を起こした根元は何であれ，懸命の努力が払われるのであり，見かけ上の行為としては同じことである。

この点から，わが国では古来，企業内における人間関係はじゅうぶんであり，今さらヒューマン・リレーションズなどとさわぐのはおかしいという者さえいる。しかし，時代とともに人の考え方は変化する。年輩の従業員と若い者とでは育った環境も受けた教育も違っている。いつまでも在来の方法でうまくいくものではない。新しい従業員にも即応できるような職場環境を作るように努力していかなければならないのである。

給与には大別して，生活給と能率給があり，前者はその人の地位にふさわしい待遇を与えようというものであり，後者はその人の仕事の質量に相応する待遇を与えようというのである。

生活給的な身分を保障するという考え方は，官公庁の給与に源を発しているのであるが，これがほとんど全企業に及び，わが国独特の年功序列型賃金制を生み出したわけである。この制度があまりにも普及してしまっているので，給与と言えばこの方法しかないと思っている者がいるほどである。この方法は，従業員に何となく平等感を与え，親和感をかもし出すが，反対の見方をすれば，いくら能力があっても，いくら仕事をしても給与はあまり変わらないということになれば，積極的に仕事をしようとする覇気を減少させることになるのも否めない。

能率給の例として，タクシーの運転手がある。固定給は少なく，あとは売り上げに応じた歩合である。経営者の側からみれば，このほうが合理的であることは言うまでもない。従業員の側からみても，この給与水準が高ければ問題はない。初めから高給にありつけて，一家をなすことができる

からである。このような給与体系では，従業員は特定の企業に密着することは少ない。なぜならば，労働移動による損失が少ないからである。このような状況では専門職業のほうに強くひかれるので，自分の会社という意識は低くなる。

専門職というものは，終局的にはこのような形に到達するものであろうが，医師や看護師にもその傾向がみられる。

年功序列型賃金は，企業にとっては若年の低賃金労働者の採用を可能にし，従業員の年齢構成をピラミッド型に保つことによって平均賃金の低下をもたらした。

また従業員の側からみても，初めは著しい低賃金であるが，ある年齢に達すれば，妻子を養うに足る給与となり，以後はこども数の増加，生活費の増大に比例して賃金水準が上昇していく。これは生活の保障を企業がしてくれることになり，終身雇用による企業への愛着と相まって，家族のような温情的な情緒がかもし出されてくる。したがって，初めの低賃金の間は退職も考えられるが，ある年数以上勤務すれば，ぬるま湯につかっているのと同じで，そこから出るのはおっくうになる。さらに，これを側面からささえるものとして，退職金制度がある。勤務年限の増加とともに，加算的ではなく，積算的に退職金はふえてくるのであるから，途中でこの権利を放棄するのは，よほどのことがないかぎり考えられなくなる。

しかし，この特徴も戦後の出生数の激減によって，曲がり角にきてしまった。中高年層の増加と若年労働人口の減少から，次第に従業員の年齢構成のピラミッドは下つぼみになってきたからである。そのうえ，このような状況になれば，初任給の上昇傾向は避けられない。そして，これはかなりの激しさで今日に至ってきている。

こうなってくれば，好むと好まざるとにかかわらず，企業の場合は，人件費の増大を抑圧するために年功序列型賃金に，何らかの修正を加えるしか方法はない。パートタイマーの採用，人材派遣業者への外注や業務委託などが行なわれるようになったのがその現われである。

またわが国では，従業員が多少の給与の上昇よりもむしろ長になるのを喜ぶのは，これは雇用が閉鎖的で出世と言えば所属企業の上級の地位しかないからである。自由な労働市場では，その専門職の優劣そのものが問題とならねばならない。したがって，この賃金制度は従業員の職場における態度までを支配していることになる。

3．病院における人間関係

人間関係が勤労意欲と密接な関係があることは実証されたのであるが，病院の場合はいかがであろうか。病院は非常に多種類の専門職が働く職場であり，その学歴や出身階層にかなりの差異がある。そこで，どうしても職種間における意志の疎通がじゅうぶんに行なわれない。病院の組織は専門職種ごとの部門に分割されているので，日常，他職種の人との接触も，業務遂行上の必要の範囲内にとどまり，個人的な理解を深めるほどの交際は生じない。これは，病院の規模が大きくなればなるほど激しく，部門間の壁は厚くなる傾向がある。

1）医師
(1) 病院管理者との関係

医師は古来よりプロフェッションとして，自他ともにゆるしてきた。専門職であり自由職業である。患者との関係は常に1対1であり，必ずしも病院の背景を必要としない。したがって，医師の病院に対する帰属意識はきわめて弱い。現在の病院に生涯勤務しようと考える医師はあまり多くはいないのが普通である。この自由性を発展させればオープン・スタッフ制病院の構想が生まれてくるのであるが，わが国の病院はほとんどクロース・スタッフ制であるから，この線に沿って考えなければならない。

守屋[20]は病院の内部組織を診療部（医師団）と病院部の2つに分け，医師団は病院部の利用者であるという考えを発表しているが，クロース・スタッ

フ制病院でも、このような管理方式は成り立つわけである。

たしかに、勤務医の帰属意識をむりに強めようとして、角を矯めて牛を殺す結果になってしまったのでは元も子もない。医学はまさに日進月歩であり、それについていけない医師ではどうにもならない。これは他の職種の場合も言えることであるが、技術革新があまり激しくない場合は、日常の経験がそのまま勉強であり、自然に能力は磨き上げられてくる。しかし変化が激しい場合は、そのようなやり方では遅れてしまって使いものにならない。新しい論文を読み、研究会に出席し、他のやり方を研究し、自らも考えて、絶え間ない自主的な努力が要求される。この研究時間を取り除いてしまったのでは、なしくずしにつぶれていってしまうばかりである。

したがって、病院にとって医師の扱い方は非常にむずかしいと言わざるをえない。しかし医師の生きがいがそこにあることを知れば、また対策も講じられるはずである。

(2) 他職種との関係

医師は病院におけるエリートである。病院活動の中心をなし、看護師や医療技術職に対して診療の指示を行なう。そして他職種に比べて人数が少ない。教育年限も最も長く、概して恵まれた家庭の子弟が多い。このような条件がそろうと、ときとして身分の違いというような大時代な考えをもつ者も出てくる。

そのうえ、医師の毎日接触しているのは病人である。どんな権力者でも実力者でも病気になると弱い。その弱い病人ばかりを相手にしているものだから、常に人の上にいるわけで、この習慣が身につくと、場合によると度しがたい権威主義者になることがある。

そして、この対患者における態度を、日常病院の他職種の人間に対してとるものだから、意志の疎通の断絶が起こるのである。このような接触のしかたでも、よほど能力に格差がある人間の間では通用する場合もあるが、通常はかなりむずかしいと考えなければならない。まして近代病院の勤務者は看護師、医療技術職、事務員など、いずれも大学卒業に近い学歴と教

養を有しているのだから問題である。

　もちろん，男女同権や平等を唱えても，夫婦の間でも能力の高いほうが主導権をとるように，勤務者の間でも人格・教養・仕事の能力のすぐれた者が自然に上位になるのは理の当然である。したがって，このようにして自然に生まれた上下の関係であれば容認もできるが，実状は必ずしもそうとばかりは言えない場合がある。こうなると問題であって，そのような医師では他職種のものから心からの協力は期待できない。かつて病院ストライキが人権闘争などと言われたことのあったのも，このような背景から生じたのであって，医師の自戒が必要であろう。

　また病院は採算性があまりよくない事業なので，従業員の給与にかなりの犠牲を強いながら，医師にだけは高給を与えているところがあったことも，他職種との間のミゾを深めた原因であった。もちろん，病院の医療の中心は医師であり，すぐれた専門医なくしては近代病院は成立しない。その医師は，長い学歴と深い知識，高い技術を有するのであるから，高い給与を与えるのは当然である。しかし，他職種との格差が大きすぎて，常識の範囲を越えていては，病院内部における良好な人間関係の成立にひびがはいるもとになる。

2）看護師
(1) 病院管理者との関係

　病院のなかで専門職種として確立したのは，医師とともに古い歴史がある。しかし，わが国の場合は，真の意味で専門職となったのは戦後のことだと言ったほうがよいかもしれない。戦前の看護業務は医師の診療介助に主点があり，その助手的存在であった。

　それが新しい教育で専門職としての看護を身につけた看護師が登場するに及んで，旧来とは違った問題が派生するに至った。

　まず病院の組織としては総師長制度が確立し，看護部は独立したのであるが，医師団からは診療の指示を受け，事務部からは患者の料金徴収の手

伝いをさせられ，その他患者に関する雑用が，どこからの指示ともなく押し寄せてきて，これが看護師のしなければならない業務であるかと疑問をもつ者も出てくるしまつである。主体性を確立して，患者のためによりよい看護を行ないたいと思えば思うほど，現状が不満になってくる。また勤務体制も他職種とは大きく異なり，3交替制で，そのほとんどが病院の看護師宿舎に寝起きしている。

　こうなると，看護師だけの閉鎖的な社会ができあがる。女性だけの勤務先の同じ集団であるから，病院における公的な支配関係がそのまま私室にまで持ち込まれることも少なくない。

　このような，いろいろな不愉快な感情が起こるとどうするのであろう。前向きな解決方法は現状の改革を図ることであって，早急にはむずかしいにしても，時間の経過とともに努力すれば解消していくに違いない。しかし，女性の勤務者のかなり多くの者がそうであるように，看護師の場合も結婚出産までの職業として考えている者もけっして例外ではない。

　これを解決するには，給与の上昇と情緒的満足を与える2方向からの対策が必要である。情緒的な満足も仕事の場における安定が第一なのであって，福祉的なあるいは娯楽的な満足はそれを補完するものであっても，主体ではありえないと考えるべきである。

　よりよい看護を行なおうとする病院ぐるみの真摯な進歩的態度こそが，その情緒を最も安定させ，よい人間関係が樹立されるもとになるのである。

(2) 他職種との関係

　看護師が最も関係が深いのは医師であって，病院活動の場において表裏一体をなしていると言ってよい。自他ともにみて，これほどの深い関係にありながら，医師と看護師の間にはかなり高い垣根があるのである。それは旧来の看護師養成制度自体の中に存在していた。各種学校，最近では専門学校となってはきたが社会的評価のあまり高くない学校で，ほとんど無料で卒業できるところに問題があるのである。今日のわが国では，学費の支出が困難という家庭はまずないと言ってよい。1人息子1人娘に高等教

育を受けさせたいと考えている親だけなのであるから，これは1日も早くこのすべてを大学や短大という普通の教育制度にすることが，この問題を解決してくれる一番良い方法と思うものである。

　もうひとつには，准看護師というものがかなり多く，彼女らも看護師として一様に評価されるので，教育の低い階層に全部が引き下げられた形で評価されるのも原因になっている。

　このことは非常にむずかしい問題を蔵しているので，簡単に結論づけるわけにはいかないが，病院で医師対看護師の問題を考えるにあたって，最も考えなければいけない点である。

3）医療技術員
(1) 病院管理者との関係

　医療技術員の職種は診療放射線技師，臨床検査技師など，すべてもともとは医師の行なう業務であるものが分化して専門職種となったものである。したがって，今日でも医療技術部門の長には医師がなって，その次長的存在までしか地位が与えられていない場合が多い。

　医療技術部門の男子勤務者が，生涯の仕事としてこれに取り組んでいる場合，このことは非常な不満として感じられてくる。

　女子の場合は，また別の問題が起こる。近年かわりつつはあるものの腰掛け的な勤務態度と，それによって起こる勤務年限の短さである。せっかく実務に熟達したところで退職していってしまう。

　病院側がこのどちらを選ぶかは管理者の考え方によるのであるが，大勢はとうとうとして女性化の方向に向かっている。臨床検査技師に至っては男性は稀少価値さえ生じているくらいである。

(2) 他職種との関係

　医療技術員の教育課程は，従来高校卒業後2年が大部分であったので，看護師の3年にも及ばなかったが，衛生検査技師が臨床検査技師に，診療エックス線技師が診療放射線技師になり，業務内容が高度化するにともな

い，教育課程も高卒3年に格上げされた。これは医療技術職という仕事の性質上，看護ほどの主体性もなく，医師からは従属者として扱われ，看護婦からもややもすると見下され，本人の自負しているほどの処遇を得られにくかった状況を改善させるために，一歩前進であると言える。

この医療技術員は，脇役としての地位がかなりはっきりしている職種である。自部門だけで自主的に遂行できる業務は存在しないと言ってもよいほどである。ここに，この問題のむずかしさがある。これを最も安易に解決するのが，比較的地位に対する執着の少ない女子の採用であろう。

この根本的解決法としては，ドラッカー[21]の「出世できる者はごく少数であるということは現在どんな職業についても言えることである。それだからこそ，われわれはあらゆる仕事を有意義なものとし，またそれを高度の教育を受けた人にも満足できるものとしなければならないのである。」という意見を，あらためて考えてみる必要がある。

つまり，医療技術職の仕事の内容を高度なものに高めていく以外に方法はない。どの医師にでも簡単にできる程度の技術をもって専門職としての主体性の確立などとはできない相談であろう。しかしながら，中央診療施設はますます重装備となり，機械化は激しく進行している。したがって，高度の専門職としての地歩は築かれつつあるのである。

人は仕事のなかにこそ真の生きがいを見いだすものであるから，この業務内容の高次化こそが，人間関係のほとんどを解決するであろう。

4）事務員
(1) 病院管理者との関係

病院事務の専門性ということは，やっと最近になって言われてきたことであり，従来は上級者は同じ経営主体の他産業よりポストの一環として循環していた場合が多かったので，どうしても病院業務に本腰がはいらず，親産業のほうに眼がもどるのはやむをえないことであった。そして下級職員は雑用係的存在で出世も頭打ちで，上のポストには昇進できないとなれ

ば退嬰的気風が生ずるのも当然で，何かあきらめに似たような気分が横溢していることが多かった。

これが，やっと最近になって，その専門の重要性が認識され出し，病院人による病院事務の確立が唱えられるようになってきた。

すべて，人は能力をもった自分の得意の仕事をするときに，ほんとうに一生懸命になるものであるから，この沈滞した様相を打破するためには教育訓練体制の充実を図るしかない。

(2) 他職種との関係

事務員といっても種類が多いが，一般的にみて，他企業ではホワイト・カラーであり，管理層の中心をなしているのは彼らである。それに比べて，何と病院における影の薄いことか。その最大の原因はやはり人の違いであろう。まず学歴をみても医師はほとんど大学院卒ぐらいの学歴をもち，看護師や医療技術員にしても短大卒業以上であって，病院勤務者のほとんどは非常に学歴が高い。それに比べて事務員は学歴の低い人がかなり多く，従来は大学卒などは限られた数人の幹部のみであった。個人的には，学歴など問題にならない立派な人もたくさん世の中にはいる。しかし平均としてみると，教育を受けるのに最も効果的な年代に教育を受けた者と否とでは，外見上の一般的教養に相当の差がみられるものである。これが非常に災いをなすのであって，物腰・態度にみられるこの微妙な差が往々にして身分差の意識を起こさせたのである。

かなりの医師が，事務員を一段下の存在として，その専門職としての地位さえも認めたがらない遠因はこのへんから発していた。最近の大学教育の普及と高学歴者の病院勤務者の増加が，これを改善しつつあるが，高い教養と専門的技倆の錬磨に努めさせるような環境を与え，教育体制を確立しなければならない。

5) 病院管理者

病院には管理者が必要なのは言うまでもないことである。これは医療法

によって医師であることが定められている。つまり院長のことである。

　病院長は病院の顔であり，病院のシンボルである。したがって，わが国では，昔から病院の医師のなかで最も高名な高徳な医師を院長に推戴することが慣例のようになってきていた。これが，逆に言えば管理しない管理者，管理者でない院長を生み出す原因にもなっていた。最近，病院管理が唱えられ，このような院長に対する風当たりもつよい。しかしながら，医師でない医療の本質を理解しない管理能力だけをもつ管理者の下では，医療を行なえないと思っている医師が多いということも事実であろう。

　また，ドラッカー[11]も述べているように，一般企業においても「品性の高潔さが頭脳以上に重視される点を見過ごしてはならない。これに欠ける経営者は，いかに人を好み，人を助け，人づきあいがよく，また頭脳明晰であっても，危険であり，経営者として不適格と判断されるべき人なのである。」また，「品性が高潔でない人は，いかに知識があり才気縦横な人であっても組織に悪影響を及ぼす。」さらに，「経営者は品性より頭脳のほうがだいじだと考える人を管理者に任命してはならない。」「管理者は高潔な品性をもってこそ，指導力を発揮し，多くの人の模範となりうる。品性は心のよさであって容易に獲得することはできない。そして職務につくときに，すでに心のよさをもっていなかったら，仕事はけっしてやり遂げられはしない。また品性はごまかしのきかないものであるから，いっしょに働く同僚，とくに部下は，その人が高潔な品性の持主かどうかをすぐ知ってしまう。彼らはその人の能力や知識の不足，たよりなさ，不作法といったことを大目にみることはあっても，高潔な品性の不足だけは決して容赦しない。」と述べている。

　病院の場合も，このことは特に重要であって，病院における人間関係の根幹である院長の第一条件は品性の高さでなければならない。

4．動機づけと教育訓練

1) 参加させる participation

　人間関係論は動機づけの必要性を教えた。誰でも上司からの一方的な命令や一片の通達では，心から協力する気にはなれない。それでは，どうすれば動機づけができるのであろうか。それは参加させることである。自分の意志が，それに反映していると思うことによって，初めて絶対的な協力となるのである。

　そのために，従業員との話し合いや，委員会や各種の会議が活用されなければならない。一方的な上からの伝達の会議のくりかえしでは，士気は盛り上がってこない。仕事の計画の当初から，それに参加させ意見やアイデアの聴取を行なうことによって，初めて仕事と一体感をもつのである。

　また，すべての従業員に参加の機会を与えるために投書箱制度や院内報などによって，できるだけ大勢の意見の発言の場が与えられるようにしなければならない。

　たいへん時間と手数のかかるやり方であるが，これらの手順を省略して実施を急いで命令したり，または能率化などと思い違いをして，一片の通達で失敗していることは日常多数みられるところである。管理者はこの動機づけについて深い認識が必要である。

2) 教育訓練

　人の勤務成績は，「能力×勤務時間×モラール」によって定まる。もちろん，機械設備など勤務環境が同じと考えた場合である。このため，まず第一に能力が問題である。たとえば，外国語を解さないものに翻訳の仕事は無理である。テーラーも述べているように，まず一流の人を採用しなければならない。人には適性がある。わが国のように終身雇用の場合は，平均してすぐれた人を採用する傾向があるが，単純作業ではあまり知能が高く

ないほうがよい成績を上げるように，万能向きという人は少ない。したがって，採用のとき仕事を定めて，それに対して最も能力のある人を採用すべきである。

　そして能力は訓練によってさらに上昇する。病院は勤務者に対して教育を行なう必要がある。医療従業員に卒業後教育を行なえる力は病院にしかない。この教育は病院の重要な機能のひとつである。

　そして教育訓練はモラールをも向上させる。何人でも仕事を続けている以上，多少の不満はあっても，現在やっている仕事がどこか気にそむからやっているわけである。まったく不愉快な仕事ならとうにやめてしまっているに違いない。したがって，仕事の遂行の能力を磨き上げる教育訓練は楽しいことであるはずである。さらにこのようにして能力が向上すれば，人は得意なことをやる場合に，最も一生懸命になるのであるから，仕事に対する熱意が増し，その職場のモラールが向上するのである。

　モラールを向上させるためには給与も妥当公正なものであることは必要であり，人事考課による評価，従業員の福利厚生も大事である。しかし，何といってもまず才能ある人材を採用し，それを教育訓練し，一流の人にしようとする努力がたいせつである。千万の対策よりも教育こそが，士気高い職場を形成する。

第7章

病院の業務

1. 診療部門

1) 入院診療

　病院活動の中心となるのは入院患者の診療であるが，この実践の場である病棟は，近年，大きく変革しつつある。戦前の病棟は診療科別に分かれそれぞれの科の支配を受けていたものである。それが，現在はほとんど看護単位病棟に変わり，内科系病棟，外科系病棟，産科病棟，小児病棟その他となり，診療科による区別はほとんど影をひそめてしまった。看護を主体として病床の編成をするので，小児病棟には小児科のみならず，眼科，耳鼻科など全科の小児患者が収容される体制が普通となった。

　それに伴い，大学病院や大病院では特に厚かった科別の壁が次第に薄くなり，協力診療が行なわれるに至ったのである。病院は多数の専門医をかかえている絶対的な優位性があるが，専門医ほど対象となる疾病の幅は狭いわけで，協力なしでは場合によっては程度の低い診療が行なわれることもありうるわけである。また，より以上の能力が発揮できる力をもちながら，それを活用しないという法はない。対診や協議が頻回に行なわれるほどよい病院で，よい診療が行なわれている証拠だと言われるのもこのためである。

2）外来診療

わが国の病院は，すでに述べたように医師の外来診療所が拡大発展したものであるから，外来部の隆盛は当然のことである。従来は，医師は外来診療に主力をおいて，その片手間に入院診療を行なう傾向さえみられたのである。また入院診療を病院の主活動と考えても，その入院患者の供給源は外来であり，都会地では病床数の 2 倍以上の外来患者を毎日もたないと病床を満床にすることはできないと言われていた。

病院と診療所の間に機能の分化がないのであるから，これは当然の姿勢であった。また患者自身も病院の外来へ蝟集してきたのである。今日，どこの病院でも，外来患者の大群に取り囲まれて悲鳴をあげている。近時，この診療所との間の機能分化論が盛んで，病院外来は閉鎖せよという極論さえ聞くようになった。たしかに診療所と連携が行なわれれば，入院患者の供給源としての外来の必要性は消滅するのである。

しかしながら最近になって，欧米で病院の外来を拡大すべきであるという論が起こるに及んで，わが国でも，この機能が再認識されてきた。個人開業の医師の診療所にはないものが，病院外来にはあるのである。それは多数のすぐれた専門医と大型の中央診療施設部門の働きである。したがってこれらの外来診療は，それを生かすような体制にしなければいけない。

軽症患者が集まるので困る，病院にはこれらの機能が必要な重症患者だけが来てもらいたい，とはよく聞くことであるが，重症か軽症かは医師が診て初めてわかることであって，患者自身にはわからない。軽い自覚症状でも，重症の初期症状であることもありうる。したがって，患者がそれを望む以上，受診をこばむ体制はとるべきでない。しかし診断確定後，病院治療を必要としないものは，どんどん診療所へ送り返せばよいのである。

病院の経済面からみても，外来患者の数だけを多く集めることはけっして有利でないのであって，病院の採算をあわせるために入院診療の不足分を外来診療で穴埋めするという考え方は適当ではない。

そして，病院治療を要する再来患者には予約制度を敷きたい。病院の外

来における患者の最大の悩みは，待ち時間の長いことである。健康な人でも，これだけ待たされればくたびれてしまうのではないかと思うほどである。まして健康を害している患者の場合，このためにかえって症状が悪化するのではないかと心配になる。ぜひ次の来院時の時間の予約を行なって，待ち時間の解消を図りたい。

病院外来における受診科の選定も考慮を要する問題である。医師からの紹介患者の場合は，受診科が初めから指定されているが，直接に病院を訪れた患者は自己診断を行なって，おそらくこの科の病気であろうと思う科を受診科として選ぶのである。判断がつかないときは新患受付係の事務員に相談して，その無責任な指示によって受診科を決定する。このために起こる病院側および患者側の物心両面のむだはかなりのものである。したがって，できることなら新患受付に医師を置いてフリワケが行なわれれば最上であろう。助手医がたくさんいる病院では，当番を決めて予診の中央化を行ない，問診の後に受診科にフリワケる方法も考えられる。しかし実際的な解決の方法としては，古参の看護師を新患受付に配置して，これを行なわせているのを多くの病院で見かけるところである。

また近年，従来の診療科別の体制のほかに専門外来が開設される傾向にある。これらは診療センターともよばれ，島内[22]の定義によれば，これは「予防ことに早期診療に始まる一貫的医療を目ざして，利用者中心に専門的診療を総合的に行なうため対象を類似の傷病・症候・状態などに限って組織的，計画的に進めることにより，比較的軽い負担で簡易に利用できる診療機構を診療センターと称する。これは予防相談を主とするもの，診療を主とするもの，急に応ずるためのもの，リハビリテーションのためのもの，および診療の一部をサービスするものなどに大別することができる。」とされている。

専門外来は，この島内のいう診療センターの中で治療的のものであり，高血圧センター，心臓センター，がんセンター，アレルギーセンター，リウマチセンター，脳神経センター，ウイルスセンター，糖尿病センターな

どがある。

3）救急診療

　最近の交通事故の頻発は，救急体制の必要性をクローズ・アップしてきた。救急診療は事故だけではない。それよりも上まわる急病のケースがある。救急診療の需要は都会地ほど高く，大都会ほど累積して増大していると考えられる。したがって，これは都会化によって生じた一種の公害とも言える。

　これに対する一般病院の救急部の整備の体制は，ひとりわが国で問題になっているだけではない。救急医療体制の変革は世界的趨勢であり，病院の救急部の利用患者数はうなぎのぼりに増加してくる傾向がある。

　そこで地域の医療体制としての救急医療が行なわれるようになり，一次救急（診療所レベル），二次救急（一般病院レベル），三次救急（専門病院レベル）というネットワークが地域の医療機関によって組まれ，病院もそれに協力体制をとることとなった。都会のような人口密集地域では，もはや救急医療は地域の医療システムとして行なわれなければ，その需要に応え難いところまできているのである。

　わが国では，外来部が発達しているので，救急診療も外来診療の一部に組み込まれ，特別に救急部としての組織をもたない病院が多かった。しかし，これでは効果的な救急診療は行なわれず，また多数の救急患者は外来診療の流れを乱すので，別に対処するところが増えてきた。昼の外来診療時間中でも救急患者への対応は，一般の外来診療とは別に行なったほうが外来患者の流れを中断しないので対応がスムーズにいくことになる。また時間外や夜間に至っては，終了した外来診療室をまた開いて対処するよりも，救急室に用意してある器材や人員で診療したほうが合理的であると考える病院が多くなってきている。

　さらに夜間の体制は重要で，一般の病院における当直医は，院内の入院患者のための当直であって，外部からの救急患者に対してはまったく用意

されていない。したがって，夜間救急患者が搬送されてくると，当直医の勤務体制は非常な混乱に陥ってしまう。病院が地域の医療センターとして住民に期待されてきている以上，救急診療も病院のひとつの業務として行なわなければならない状況となってきた。

4）地域医療への協力

　今日のように医療の流れが感染症時代から生活習慣病時代へと変化し，キュア cure（救命医療）よりケア care（介護医療）へということばが言われるようになり，医療のあり方は包括的医療とされるに至った。

　こうなると医療は，健康の増進，疾病の予防，疾病の治療，リハビリテーション，さらに福祉にまでつながる総合一貫医療となってくる。医療は治療医学を主体として発展してきたものであるが，このような包括医療となると地域医療という考え方で一定の広さの住民の生活圏を医療圏として，医療計画を考えるようになり，病者の治療だけでなく予防医学を伴った幅広い活動になってきた。

　疾病予防も，初めは臨床予防医学活動としての人間ドックや母親学級，乳幼児検診などであったが，これらの疾病の早期発見・早期治療の二次予防から一次予防へと進み，健康の増進までが病院医療活動のなかに入ってくるようになった。健康科学が医学の新しい分野として登場してきたのである。

　さらに治療医学はリハビリテーションを伴うようになり，今日ではリハビリテーションのない医療は考えられないまでになってきている。

　このように疾病構造の変化が基底にあって，日常生活のコントロールによる健康の増進からリハビリまでに至る一連の医療となると，地域医療の単位で，効率的な医療として行なおうとする医療圏構想へと発展することになる。

　地域医療計画は昭和60年（1985）の医療法改正によって具体化され，平成元年（1989）3月全都道府県で作成が終了し，医療圏ごとに必要病床数が

定められた。このように医療圏構想も単なる観念上のものではなくなり，具体的に進行しだし，それに伴って包括的医療という考え方も推進されてくることになった。

さらに平成5年(1993)4月全面施行の第二次医療法改正により，医療を行なう場所が病院と診療所だけでなく，老人保健施設そして在宅医療までを明記するようになり，これらの各施設が地域として連携を保って行なう総合的医療活動となってきた。従って，病院はこれらの地域医療の一環として協力体制を整備することが求められるようになってきたのである。

2．中央診療施設部門

中央診療施設ということばは，もとは建築関係から出たものである。病院建築上，その構成部門は大きく三つに分けられる。外来診療棟，中央診療施設棟，入院病棟であり，これらを"エ"の字に配置して，真ん中にそれを置くのが普通である。

病院の組織や機能上からみても特徴的な部門で，多数の技師をかかえているところから中央技術部門ともよばれており，あるいは中央診療部門という名称がむしろ一般に使用されているが，ここでは施設の用語を使用することにする。

この中央診療施設として，放射線部，臨床検査部，中央手術室(麻酔部)，リハビリテーション部があげられる。これらがひとつのまとまった部門を形成するに至ったのは設備，専門スタッフ，費用の重複を防いでむだをはぶくためであった。X線検査や各種の臨床検査も，それぞれ各診療科の必要上から自然に発生したものであり，リハビリテーションも整形外科ではマッサージ，内科で電気療法とばらばらに行なわれていたのであった。これは非常に非能率でむだが大きい。そこで共通するものは1個所に集めるという中央化理論でもって，その合理化を図ったのである。

かくして今日の病院では，どこの病院でもこのような中央診療施設部門

が置かれ，病院診療機能の中心となってきた。そしてこの部門の充実に費用を集中的に投入することが高機能病院にする近道であるとして，高機能化を目ざす多くの病院がこの部門を拡大強化するようになってきた。

これに勢いをつけたのは1972年画像化に成功し，1975年わが国に初めてその機械が輸入されたX線コンピュータ断層撮影装置（CTスキャナー computed tomography）である。この装置も今日では国産化されて病院に必須の機器となってしまい，ほとんど全病院が持っているという世界一の保有国になった。そして同じころより超音波による臓器の透視診断法が現われ，X線のような人体に対する有害作用なしに生体画像化が可能となり画像診断の分野はその手法が一変してしまった。さらに加えて1981年ごろより常電導磁石，超電導磁石，永久磁石を使用して高磁場を発生させる磁気共鳴画像撮影装置（MRI magnetic resonance imaging）が登場し，放射線の被曝がなく，任意方向の断面の画像が得られる利点が歓迎され，非常に高価な機器なのにもかかわらず，短時日の間に急速に普及してきている。

このようにわずか20年前までは思いも及ばなかった大型機器が次々に出現して，診断部門の中核となり，これを所有するか否かで病院の診断能力に差が生ずるまでになった。

この他にも臨床検査機器の自動化，大型化が起こって，コンピュータ制御による自動分析機（オートアナライザー）を使用して効率化，能率化が進むようになり，中央診療施設は中央化による業務能率の向上ばかりでなく，逆に高額機器の原価償却のためにも集中して高利用が図られなければならなくなってきた。このため，高機能化のためには病院の大型化が求められることになった。

これらは建築的にも固定的，大型，高価な重装備を要し，他部門とは違った特徴を有するのであるが，病院診療に占める位置もきわめて特異で，かつ類似点が多い。そこで，これらは病院組織上からも中央診療施設部門として考えたほうが理解しやすい。

すなわち，これらの部門はほとんど独立してその科だけで診療することは少ない。つまり，これらの部の医師は原則として主治医にならない。そして多数の医療技術員を使って，各診療科に専門サービスを提供し，組織診療とよばれる近代病院の最も特徴的な部門となった。

近代病院で診療する医師はすべてこの部門の協力を必要とする。したがって，新しい勤務医にはまずこの部門の組織と業務内容，いかなる指示方法によってそれを利用することができるか，ということのオリエンテーションを行なわなければならないほどである。そしてこの部門の能力が高くないと，院内すべての医師の診断治療能力に悪い影響を及ぼすというきわめて重大な役割をになうに至ったのである。

各診療科の医師の側からみると，これは非常に便利なしくみになったわけであるが，ちょうど各医局にそれぞれ保管していた図書を，中央図書室に集めて整備されたようなもので，全体の共用となり自分だけのものではなくなったので，新たな不便を感じているのである。今までのように，自分だけにつごうのよい体制を敷けなくなったわけで，各科の診療活動の自由がある程度束縛されることになったのはやむをえないことである。

１）放射線部
（1）機能とあり方

放射線部の業務は，放射線および放射性同位元素(radioisotope)による診断と治療である。そして一般に放射線診断部，放射線治療部，核医学部の３部門に分けて運営されている。

放射線部の人員構成は放射線医を長として，診療放射線技師をその下に配置するのが普通である。しかし，この専門医は数少ないので内科などの医長が兼務でやっているところも少なくない。

この機能を診断と治療の二つの問題に分けて検討してみる。まず診断であるが，これは病院全診療科の日常診療活動をカバーしているもので，業務量からみても本部門の主体をなすものである。これには二つのやり方が

2. 中央診療施設部門   89

ある。ひとつは放射線部はフィルムに撮影し，透視では機械操作の技術サービスを行なうにとどめ，フィルム読影，透視診断は各科の医師が行なうといういき方である。他のひとつは放射線部では単に撮影するだけでなく，放射線医はその読影を行なって所見を記入し，その読影記録を各診療科に送ろうというものである。透視の場合も同じであって，専門医が行なうわけである。これは臨床検査部のやり方と同じで，結果だけを報告する合理的な方法と言える。

この両方法を両極として，その間にいくつかの移行形がある。放射線医の特に得意な領域たとえば胸部だけは読影するとか，読影記録とともにフィルムも各診療科に送り，各科の医師も重ねて読影を行なうというやり方である。

有能な放射線医がいなければ第一の方法をとらざるをえない。診療放射線技師だけの場合もこのやり方になる。従来はほとんど，どこの病院でもこの方法で行なわれてきた。しかし，これが病院放射線部の機能を最大限に発揮する道かというと，そうは思われない。やはり第二の方法のように専門医は読影まで行なうべきである。各科の診断のすべてに通ずるのはむずかしいことではあるに違いないが，専門医としてこれができないことはない。現状のように，非常に多数の検査件数を，ほとんどひとりしかいない専門医が，治療を行ないながら読影診断することは無理かもしれないが将来はこのようになっていくに違いない。

治療に関しては放射線医が行なうのは当然であるが，このやり方には二つの方法がある。ひとつは内科や外科などの他の診療科と並列の診療科となって，主治医となって患者診療を行なおうとするものである。他のひとつはちょうど麻酔医が手術に協力するようなやり方で，主治医とならずに放射線治療の部分のみを担当して診療に協力しようというやり方である。

どちらの方法がよいかは議論があろう。前者の方法は，他科でやっているのと同じ診療方法なのでわかりやすい。ただこの場合，放射線治療はたしかに精密に行なわれるが，他の治療も併用する時などは，それがおろそ

かにされる危険がある。したがって一般的に言えば，後者のやり方のほうがすぐれている。このさいは，共同作業についての主治医との間の了解がたいせつである。

(2) 業務の改善

　放射線部は最も設備に金のかかる部門である。その機械は，現在もなお開発が進められており，今後さらに高価な新型の機種が出現することも予想される。X線診断についてみても，高性能の高価な機械で撮影したもののほうが良質な映像が得られる。したがって，放射線部としてはできるだけよい機械がほしい。そうは言っても，予算の制約があることであるから，技術の練達に努めなければならない。諧調の整ったネガを得るためには，修練が必要である。

　次に，実際の患者サービスを効果あらしめるためには，各室のレイアウトも大事である。X線機械が高価であり，かつ放射線防御のため限られた一角に集められるのが普通であるが，診断部門の利用患者は3種に大別される。それは入院患者，外来患者，集団検診のグループである。そして入院患者はかなり体力を消耗しているので，一般の外来患者と同様の廊下のベンチで待たされてはたまらない。また外来患者のたくさん待っている前で，ストレッチャーに横たわって乗って待っているなどは，何ともやりきれないことである。外来患者にも坐っていられない者もいる。これらについて，一般の患者と分けられる配慮がほしい。さらに集団検診の大群を同じ場所で扱うのも，混乱をまねくもとで出入口に工夫があってもよい。

　診療用放射線の防護に関しては，医療法施行規則第24条から第30条にわたる詳細な規定があるので，それを遵守すべきである。透視による専門医の被曝防護の問題はX線テレビの普及が大きな福音となっている。

　撮影フィルムの保管も放射線部の業務のひとつである。半切，大角から八ツ切ぐらいまで，大きさの異なるフィルムを集中保管するのは容易ではない。この合理的な解決策として最近登場してきたのが，医用画像の取得と表示，保管と伝送をすべて電子的にコンピュータ利用によって行なおう

とするもので,厚生省規格に準拠したアイザック・システム IS & C (Image Save & Carry) である。X線の画像処理を在来のアナログのフィルムを使用しないで,デジタル的に行なう医療応用画像保管・伝送システム Picture Archiving and Communication Systems (PACS) for Medical Applications や,医療情報を光磁気ディスクに記録し移送するオフライン方式のシステムによれば,今とは違う新しい利用形態が生まれてくる。

2) 臨床検査部
(1) 機能とあり方

戦後にできた新しい診療機構のうちで,この中央検査室制度ほど短時日の間に普及したものはない。発足わずか10年たらずで,全国津々浦々まで中央検査室のない病院は見られなくなったのであるから驚いてしまう。このわが国における成立当初の事情は,その導入者である守屋[23]によって述べられているが,昭和25年ごろ国立東京第一病院で行なわれたのが初めであった。それまでは医師の本務であり,検査ができない医師は一人前ではないと言われ,また他人の行なったデータなどは信用できないとして,もっぱら下級医師の日常業務の大半を占める作業であった。したがって,助手医のいない第一線の臨床医は時間のかかる検査は行なうことができず,カンによる診断が幅をきかせていた。したがって,大学病院のような検査を行なう病院と第一線の検査を行なわない臨床医の間には,はなはだしい優劣が存在していたのも当然であった。それが今日ではあまねく中央検査室制度の普及により,同じ診断的根拠により診療が行なわれるようになったのであるから,医療内容の科学的向上はすばらしいものがある。

臨床検査は,検体についての検査と生理機能検査の二つに大別することができる。前者は一般検査(尿便の定性など),血液検査,血清検査,細菌検査,臨床化学検査,病理組織検査などで,患者から採取した検査物すなわち検体についての検査である。後者は患者自身の生理機能についての検査で,心電図,脳波,筋電図,基礎代謝,呼吸機能検査,超音波検査など

である。

　病院の臨床検査室では，前者の検体についての検査は早くから中央化され，検査技師の業務となった。後者の生理機能検査については，昭和45年の臨床検査技師法の改正により，これも検査技師の業務とされ，病院の診断業務にかかわる医療情報の大きな部分が，この臨床検査室から出されるようになった。これらの機器の操作による生理機能検査は，従来医師の業務とされていたが，今日では臨床検査技師の行なう業務となって，その分担範囲が拡大し，超音波診断のようにそれまで放射線利用しかなかった画像診断の分野にまで進出するようになった。

(2) 業務の改善

　臨床検査の発展の方向としては，簡易化，機械化，超微量化の三つに進んできている。簡易化に関しては，すでに多くのインスタント検査法が登場しており，尿の定性検査などは試験紙をひたすだけでできるようになった。今後もますます開発されていくに違いない。機械化はコンピュータの進歩発達によって加速され，大病院の大型の検査室はオートメーションの工場のような姿まで見られるようになり，少量の検体で各種の分析が同時に進行する超微量化と能率化が並行して進むまでになっている。しかしこれは検査量の規模との関連で考えるべきことで，大病院の大検査室ならともかく，小病院では鶏を割くに牛刀を用いるたぐいで，必ずしも能率化にはならない。また近年は，この外注化も盛んに行なわれている。検査の種類ごとに，その量によって内部処理か外注によるかを考えるようになってきた。

付）輸血部

　一般に血液銀行とよばれているもので，これには院内のものと院外のものがあるが，中規模以上の一般病院では院内血液銀行が不可欠である。大規模病院にあっては独立した組織となすべきであるが，一般には臨床検査部の付属としたほうが便利である。

この部門で取り扱う血液はほとんど全部保存血であるので，採血，保存，輸血の必要の個所への供給という業務を行なうことになる。ここで最も問題なのは，採血にさいしての血液の性状の検査である。従来は梅毒と Rh 因子がおもな問題とされていたが，血清肝炎の頻発やエイズの発生などに伴い，非常にむずかしい問題が起こってきた。これらの各種の検査を行なうには，臨床検査部の機能に依存するのが合理的である。

保存血の有効期間は 3 週間とされているので，常時一定の量を確保することが困難であるので，今日ではほとんど日本赤十字社の血液銀行に頼っている。

3）麻酔部（中央手術部）
(1) 機能とあり方

昭和 27 年東京大学に麻酔学講座が，わが国で初めて開講されてから，短時日の間に全国的な発展をみせ，昭和 35 年よりは医療法の標榜科名のひとつにまでなった（特殊診療科名）。

今日では，大学病院はもちろんのこと，一般病院を初めほとんどすべての病院でこれを設けない病院はないほどに普及し，麻酔医なしの手術は行なわれないまでになってきている。

麻酔部は麻酔医が中心となり，看護師およびその助手を介助者として業務を行なう部門である。おもな業務は各種の麻酔，痛みの外来 pain clinic，呼吸不全の救急処置および中央手術室，回復室の管理などである。

麻酔医は放射線医および臨床病理医と並んで，病院では特殊な地位にある。ペインクリニックなどのごく一部を除いては主治医となることはなく，もっぱら他医の診療の協力者として働くのである。この専門医の誕生が，どれだけ病院診療の質的向上に役だっているかは，はかり知れないものがある。外科医が患者の麻酔や全身状態の変化に絶えず心労しつつ行なう手術と，麻酔医の協力した手術では，医師の立場からみても，患者の立場からみても，その優劣は明らかである。これに対する反論があるとすれば，

医師は何でもできなければいけないとする古典的万能医論であろう。これについては，組織医療のあり方についてくりかえし述べた通りである。

　次に，麻酔医に中央手術室その他の管理を行なわせるということであるが，中央手術室の管理責任者としては，麻酔医が最適である。ほとんどの手術に立ち会い，手術室における専門サービスの中心となっているのであるから，その管理者としてはこれ以上の人はない。

　回復室には各診療科の患者が混在し，これらのすべての診療に関与することができるのは麻酔医だけであるから，この部門の管理責任者としても麻酔医が適当である。

　手術室は，昔時は外科の付属施設であったが，手術数の増加やその複雑化，さらに麻酔の発達があり，機械設備や清潔な環境の維持に多額の費用を要するようになった。さらに手術の発達は，単に外科のみの診療技術ではなくなり，全科に及んできた。したがって，各科にこの高価な施設を付属させるよりも，病院として中央に整備されたものを作ろうとするようになり，今日ではどの病院でも中央手術室の形態をとるに至った。そしてこれには普通，回復室も付設し，中央手術部と称している。

　手術室の設計については感染予防の配慮はもちろんのこと，床，電気スイッチ，差し込みなどには防曝を図らなければならない。

(2) 業務の改善

　手術台の数は病床100床に1台と言われていたのであるが，今日では一般病院がかなり外科病院化してきているので，もっと必要であるとも言われている。しかし，1台を1日何回使用するかという利用率も影響するので，単に数を増やせばよいと言うことではない。

　中央手術部は全科の共用であるから，手術計画をたてなければならない。各科より書類によって患者ごとに手術申込票を提出させ，それにより時間の配分を行ない，業務の体制を敷くのである。したがって診療科のほうでは，必ずしも自分の希望した日時に手術が行なえないことも起こってくる。2科以上が同時間にかち合ったときは，その話し合いが必要である。

これらの運営の円滑化を図るために，各診療科との定期的な連絡会議が行なわれる。中央手術部としては，日中の勤務全時間に平均して手術が行なわれるのが望ましいのであるが，診療科側にじゅうぶんな医師数が配置されていないと，外来診療時間中は手術が少なく，その終了とともに殺到するようになる。この忙閑のアンバランスのため，手術部勤務人員の配置計画は非常に苦労するところである。

この忙閑の調整のクッションとして，中央滅菌材料室などを手術部の管轄として，暇なときは看護婦やその助手に滅菌材料室の仕事をやらせて，バラツキをならしているところもある。

4) リハビリテーション部
(1) 機能とあり方

rehabilitation が社会復帰と訳されるのは，第一次世界大戦後の戦傷による不具者の機能欠損を補い，更生させたことに端を発している。このことばから受ける印象は，後療法的なニュアンスが強い。しかし第二次世界大戦後，米国を初めとしてヨーロッパ諸国では，リハビリテーションが医学の新しいひとつの独立部門として急速な発展をとげてきた。リハビリテーションは身体障害に対する単なる後療法ではなく，疾病治療に縦列で後続しているというよりは，むしろ並列的な関係で，治療の第一歩から同時に並行して実施されなければならないものである。

その本質は二つであって，第一は起こりうる機能欠損の予防であり，第二は障害者に対して積極的に欠損を補い，残存機能を最大限に発揮させて機能的にその障害を最少のものとして，可能な限り生産的な人間として社会復帰を図ることである。

このリハビリテーションは二つに大別され，医療と関連性の強い時期を医学的リハビリテーションと言い，職業訓練を主体とする直接社会復帰につながる時期を職業的リハビリテーションと言っている。医学的リハビリテーションはいかに行なわれるかと言えば，これは総合的作業であり，医

師を中心としたリハビリテーションチームの渾然一体の協力体制のもとに行なわれる活動である。したがって，チームのメンバーとしては，患者のリハビリテーションに必要な医学的諸作業に関係するあらゆる専門家を，できる限り広範囲に網羅することが望ましい。特にリハビリテーション専門医，理学療法士（PT），作業療法士（OT），視能訓練士，言語聴覚士，義肢装具士などは欠くことのできないものである。

　リハビリテーション・チームの主宰者は，リハビリテーションに専門的職能をもったものでなければならない。リハビリテーション専門医は，欧米の一部では physiatrist の名で，新しいカリキュラムにしたがって大学で養成されている。わが国では，いまだにこのような教育養成が行なわれていないので，当分の間は従来欧米で行なわれてきたように，一般診療科の医師で，特にこの方面に深い関心と熱意のある医師をもって，これにあてなければならない。リハビリテーションの対象となる傷害は最近ますます増加し，最近では外傷よりも疾病によるもののほうが2倍もあり，特に脳卒中後の片麻痺患者が，その首位を占めている。

　リハビリテーション部はリハビリテーション専門医を部長として，病院内の各診療科および自科におけるリハビリテーション作業のすべての責任にあたらせる。このリハビリテーション部には，理学療法士，作業療法士，その他の技術者を配属し，部長の処方にしたがって作業を行なう体制をとる。

　この部には二つの機能があり，ひとつは後療法的なもので物理療法による診療である。これは物療科学の体系をもつ限局されたものである。一般に，リハビリテーション部の業務として，これだけが行なわれていることが多い。しかし他にもうひとつ重要な業務がある。それは病院全診療科の患者のリハビリテーション計画に専門スタッフとして援助，助言するコンサルタントとしての働きである。この機能を生かすためには，各診療科の医師は疾病の存在に対して，従来の医学的見地よりする考え方のほかにリハビリテーションという並行した考えを疾病治療の初めから持つように，

自らを開発していかなければならない。

(2) 業務の改善

リハビリテーションはわが国では近年ようやく盛んになってきたが，専門医もまだ少なく，理学療法士や作業療法士も完全には需要を満たしていない。理学療法と言えば，従来はほとんどマッサージであったが，今日では積極的な運動療法が主体となってきている。

したがって，患者の残存機能をフルに生かすためのリハビリテーション計画は，治療の第一歩からその開始と同時に行なわれなければならないものである。そして，その第一歩を手がけるのは一般病院であるから，これからの病院は必ず最初のリハビリテーションを行なえる組織をもたなければならない。

もちろん，一般病院では後療法の最後まで行なうことはできないから，それは独立したリハビリテーション施設に移行させるのである。一般病院では，最初の段階を行なえばよい。これを行なうか行なわないかによって最終的効果が左右されるのである。

3. 看護部門

1) 業務

看護業務は大別すれば，患者の療養上の世話と医師の診療の補助の2つに分類される。

戦前の看護師の組織は各診療科ごとに分けられて，それぞれに所属していたものである。したがって，直属上司は医師であるから診療の補助の業務が前面に押し出され，これが看護業務の主体のような感を呈していたのであった。よい看護師と言えば，手術の機械出しがうまいなどという医師の補助業務にすぐれたものをさしていた。

戦後は総師長制の確立によって看護部が独立した。すべての看護師は総師長にラインの関係でつながるようになったのである。そうなると，診療

の補助業務は医師に主体性があるので後退し，看護部として主体性をもってやれる業務，すなわち患者の療養上の世話の業務が強く浮かびあがってきたのも，その組織上から当然のなりゆきである。さらに欧米諸国の看護にくらべ，著しくこの面が劣るなどと指摘を受ければ，ますますこの傾向に拍車がかかるわけである。今日では，近代的看護と言えば，ほとんどこの療養上の世話であり，毎日の勤務時間のうちどれだけの時間をこれにさきうるかが，看護の良否を決めるひとつの指標であるかのごとき風潮を生じたのも，このような背景があったからである。

しかし患者の療養上の世話と医師の診療の補助は，看護業務の車の両輪のごときものであって，いずれを重しとすることもできないものである。

このどちらの仕事が技術的にむずかしい仕事であろうか。仕事には，誰でも一般的常識があれば一応はやれるという種類のものがある。こういうもので専門性を認めさせるのは容易なことではない。たとえば，事務の中に庶務という業務があるが，それでなるほど専門家だと言われるのは大変である。なぜかと言えば，その仕事を達成するためには，単に1種類の技術ではだめだからである。幅広い範囲にわたる一般的教養の基盤の上に積みあげられた多種類の技術・技法が必要とされるのである。

反対に，たとえば会計業務などの簿記のように，それを知らない人にはまったくできないが，一応の約束事を覚えればできる仕事というものがある。このような仕事に専門性を認めさせるのは容易であり，初歩のうちから専門家らしく見える。そして，これは一見むずかしそうであるが，必要とする知識の範囲が限られているので，他から見るよりは容易にその技術を修得できるものである。

看護もまったくこのとおりであって，診療の補助は一見むずかしそうで専門家らしく見えるが，それが高級の仕事であると言うことではない。

療養上の世話で，専門家として他人を納得させるにはかなりの勉強と努力が必要である。今日では，家庭婦人でも一般向きの医学書によって病人の世話に関しての常識が相当に高まっている時代である。単に親切に世話

をするだけではボランティアの家庭婦人との間に差が認められない。病院に働く看護師のすべてが優れた看護師ではないから，専門職としてのよい看護が行なわれるように，病院ぐるみの研修体制が必要であろう。

2) あり方

　看護師の勤務場所は病棟，外来，手術室，救急部の4個所であり，病棟を除いては診療の補助業務がその大半を占める。看護の二つの職能が完全に生かされるのは病棟においてである。また看護の必要が強く要求され，ほとんどの看護師が勤務しているのもこの部門である。したがって，病棟看護師がこの部門の代表者とも言える。

　看護とは自立できない人のつえになることであり，肉体的，精神的に傷ついている人に力を貸すことである。病院をおとずれた患者の病院医療に対する動機づけを行なうのも看護師である。さらに入院患者の症状の観察もたいせつな仕事で，看護師は患者に一番近い関係にあるから，その様子を医師に知らせなければならない。これは診断と治療に大きく貢献し，治癒を早めているのである。

　病棟における看護は3交替の24時間勤務で，他職種とはまったく異なった勤務体制をとっている。日曜・祭日も例外ではない。したがって，昼・夜勤が交替するので生活のリズムが乱れ，休日が一定しないのが悩みの種である。この解決策としては吉武[25]の述べているように，交替が循環しない固定性を敷くしかあるまい。在来のわが国の住宅事情では，昼に安眠できる寝室をもっている者は少なかったので，深夜勤のみを希望する者があまり多くはなかったが，将来を考えればこの方法が最良であろう。

　看護師数については，昭和23年当時の看護師数から割り出した医療法施行規則第19条の入院患者4人にひとりという標準がわざわいをなし，戦後長い間じゅうぶんな看護が行なわれるのを妨げた。家族の付き添いを廃止して，専門家による看護が文字どおり行なえるようになるためには，少なくともこの倍以上の人員が必要である。しかし基準看護も特1類の入院患

者3人に看護師ひとり，そしてさらに特2類の2.5人にひとりと進み，さらに特3類の2人にひとりという基準も設定されるようになり，ようやく今日，この看護業務も一応の水準になってきたと言えるようになった。

また実際の看護師の日常業務を検討分析してみると，本来の看護業務以外の仕事が相当に多く行なわれている。これらは他部門に移管または業務の合理化によって取り除きうるものである。この実行のためには，病院管理者層の協力支援が必要であるが，看護機能の向上は即病院機能の向上であるから，この推進にさらに努めなければならない。

付） 中央滅菌材料室 central supply
(1) 業務

戦前は，どこの病院でも病棟や外来の処置室に，それぞれシンメルブッシュを置き，注射器その他の滅菌材料は使用のつど煮沸消毒していたものである。これは非常に非能率的であるので，この滅菌作業を中央化し，オートクレーブによってまとめて滅菌が行なわれるようになった。これによって四六時中，看護師の業務となっていた滅菌作業がその手を離れ，合理的な解決をみたのである。

注射器，手術や処置の器具，リネン衛生材料などすべてを一括処理し，毎日定期的にあるいは必要の要求があったときに，病棟，外来を問わず病院内全部門に滅菌ずみの器具が配給されるのである。手術や処置の器具はセットを組み，気管切開用トレイとか静脈切開用トレイのように包みを開けば，必要器具は全部そろって，その場ですぐ使用できるようになっているから，使用する側からみても大変に便利である。

これらの需要が予定される個数分だけをあらかじめまとめて滅菌し，包装しておく関係上，かなり器具の数を必要とし，ひとつの器具をそのたびごとに滅菌するのに比べれば，最初の購入費用は高くつく。しかし，かわるがわる使えば器具の痛みも少ないし，人件費の節約を考えれば問題にならない費用で，今日ではどこでもこの方法を採用するようになってきた。

(2) ディスポーザブル用品の使用

　最近では，さらに一歩すすんでディスポーザブル用品の採用が非常に盛んになってきた。包帯，ガーゼなどの衛生材料の使い捨てから始まり，器具も使い捨てになってきたのである。使い捨て器具として注射器，カテーテル，ゴム手袋，コップなどを1回限りで廃棄することが行なわれるようになってきた。ガラスで作っていた注射器をプラスチック製にするとか，材料面での費用節減も図られ，メスなどにまでもそれが進んでくるようになった。

　滅菌再生には人手がかかるので，人件費の高騰から単純労働でも1分間当たりの人件費が数十円となり，安い価格の品物の再利用は経済的にまったく引き合わなくなってしまったからである。こうして病院も企業の経済論理に引き入れられてしまったが，この膨大な量となってきた病院廃棄物に対して，いろいろな問題が提起されるようになってきた。

　まず第一は単純な資源愛護の面から，有限の資源をむだに消費すべきではないとするものである。そして最近のようにプラスチック製品が多い不燃ゴミは，廃棄場がなくなってきているという危機感も出てきた。

　第二に病院廃棄物の場合は有害性が問題にされてくる。有毒物質の含有と，微生物による汚染については，この単純廃棄は危険であるとして，一般のゴミと同様に取り扱うことはできないとされるようになった。

　こうして再生するよりも新品を購入する方が滅菌の精度が高く，そのうえコストの面からも有利とあって，どんどんディスポーザブル化の方へ加速がついて進んできた滅菌材料の調達は，ようやく今ここでその反省が迫られることになった。

　今後これがどのように進むかは予断できないが，いったん使い捨てという便利なやり方になってしまった滅菌材料が，廃棄の困難さから問題が出てきたとしても，簡単に方向転換が起こるとは思えない。廃棄に処理費用の負担が加わって，これがコストに上載せされても，まだ経済的にも有利であるとして当分はディスポーザブル化がなお進んでいくものと思われ

る。

4．薬剤部門

1）業務

医師は古く薬師(くすし)とよばれ，特に内科医と薬は切っても切れない関係があったのであるが，病院においては早くから薬局が独立し，業務の分離が行なわれていた。この病院の薬局は薬事法第5～11条の薬局ではなく，医療法第21条でいう調剤所であるから，薬局とよぶよりはむしろ薬剤部と言ったほうがよい。

薬剤部のおもな業務は，次の五つである。

(1) 調剤

医師の処方によって薬品を配合することであって，主業務である。薬剤部業務の合理化と言えば，常に第一に問題となるもので，自動分包機の導入，工場におけるような合理的な配置のレイアウト，ベルトコンベアの設置など，医師の処方箋の受け入れによって始まる受注生産の業務の流れの能率化につとめてきた。そして近年の薬剤の錠剤化，カプセル化によってこの効率化は限界まできているように思われる。

これは外来調剤と入院調剤に分けられるが，仕事量は数の多い外来調剤のほうがだんぜん多い。したがって，調剤室は外来部に設けられるのが普通である。また最近では，手術後の栄養補給のための中心静脈からの高カロリー輸液などが盛んに行なわれ，この輸液その他の注射薬剤の混注業務もかなりの仕事量になってきている。

(2) 製剤

調剤の合理化，価格の低下，品質の維持を図るために生じてきた業務である。製剤は一般的には医薬品メーカーの仕事であって，病院は原則としては行なわないのが普通である。しかし価格が非常に安い医薬品の場合は市販されていないものもあり，また軟膏類などで特殊な処方では病院とし

て予製剤するほかに方法がないこともある。

(3) 医薬品の補給

これは業者からの購入と院内各所への補給の二つの仕事に分けられる。前者は事務部の用度係にやらせてもよいが，薬品業界の情報に最も詳しいのは薬剤師であるので，単に銘柄と数量の指定だけではなく，購入にも関係させたほうが効果的である。この場合は内部牽制のため，記帳は用度係に，支払いは会計係にやらせなければならない。

(4) 服薬指導

外来患者までは手がまわらない場合が多いが，入院患者に対しては病棟に出向いて服薬指導をすることも薬剤師の業務とされるようになってきた。医師は処方箋を書くとその薬が患者に飲まれていると思っているが，確実に飲ませるためには，看護師による与薬と薬剤師による指導が欠かせない業務なのである。

(5) 試験研究

使用薬品に関する試験検査もたいせつな仕事である。同一薬品であっても，銘柄の違いによって品質に差のあるものがある。ただ価格の安さだけではなく，この面に関する検討が必要である。また院内製剤などには，品質管理を行なわなければならない。さらに次々と発表される新薬についてはその情報を収集し，医薬品情報センターとしても働いている。

2) あり方

わが国の現状からみて，将来完全な医薬分業が実施され，外来患者の院外処方が進んだとしても，病院薬剤部の業務がそれほど急に減少するとは思えない。したがって，徹底した合理化が必要であろう。

薬品費が病院支出の20％以上30％近くまで占め，人件費の50〜60％につぐ第二の大きな支出となっている現状から，この部門の合理化が，病院の採算性を大きく左右することになる。これは，単に購入価格を引き下げればよいというものではない。

まず必要なことは，使用銘柄の品目数の統制である。薬事委員会を設け新薬の採用や使用中の薬品をたえず整理して統合を行なうことである。

次は在庫管理の徹底で，不良在庫をつくらないような管理体制をとらなければならない。

医薬品の補給，特に注射薬補給業務は非常にたいせつな仕事である。その品質の維持管理とともに経済的にも重要な課題である。この補給方法には箱渡し制，1本渡し制，定数配置制の三つがある。それぞれ一長一短があるが，全国の進歩的な病院の採用している制度を見渡すと，定数配置制が最も効率がよいということに意見が一致している。取り扱いの簡便さにより補給業務所要時間が著しく短縮し，品質の安定性の確保による安心感が増大する。経済面からもデッドストックがなく，病院全体の在庫量が少なくなり，品質面はもちろんのこと経済的にも非常に有利である。

薬剤部が医師に望んでいることは処方箋の字をわかりやすく，丁寧に書いてもらいたいと言うことである。類似薬品名が多く，また略記法の同じ別の薬品もある。医師は特に外来では急ぐので不鮮明な字になりがちである。オーダリング・システムにして，手書きをやめてパソコンの端末機に医師が直接入力するようになれば，この問題は完全に解決し，さらに集計や管理にも使用できるので裨益するところは多大となる。

5．給食部門

1）業務

日常生活のなかで，健康の維持に最も強い影響を与えているのは食生活である。毎日の食事がどのような効果を与えるかは，戦後のわれわれ日本人の体格の改善，若い人の身長の伸びや平均寿命の延長など，目に見えてその影響が現われてきているので，説明の要はあるまい。したがって，この栄養のアンバランスによる健康の障害は数多く，生活習慣病といわれる疾患群では，この食事の摂取の量と質，そのとり方の不適が関与している

ことが多い。

　入院生活はこのような食生活の改善指導の場でもあり，また薬剤による薬物療法と並んで，食物による食事療法の場ともなる。こうしてみると，入院患者に対する給食は学校や工場における集団給食とは異なる食事療法であることを，まず前提として考えなければならない。したがって給食部という名称は少なく，一般に栄養科とよばれている。

　患者給食には一般食と特別食の別がある。いずれも医師の指示によって与えられるのであるが，一般食の場合でも，単なる集団給食とは趣を異にする。看護の良否が治療成績を左右するように，給食も重大な影響を与えるのである。

　特別食(治療食)は腎臓食，肝臓食，糖尿食，胃潰瘍食，貧血食，膵臓食，高脂血症食，痛風食，フェニールケトン尿症食，楓糖尿症食，ホモシスチン尿症食，ガラクトース血症食，治療乳，経管栄養のための濃厚流動食，無菌食および特別な場合の検査食などがあり，それぞれ数種類に分かれている。

　そしてこれらの食事内容について，医師は治療上最適のものを選択し，約束食事箋によって指示することになっている。他に乳児の調乳，離乳食も作っている。

　もうひとつ忘れてならないことは，栄養指導である。入院または外来患者に対して必要な指導を行なうのである。特に入院中，治療食を摂取し退院後も継続の必要のある患者に対しては，退院時の栄養指導は欠くことのできないものである。

　以上の給食業務は看護師の協力を得て行なわれるものであるから，その業務分担に関してはじゅうぶんな連絡が必要である。食事を作って病棟の配膳室まで運ぶのが給食部門の仕事であり，配膳室から病床へ運び患者に食べさせるのは看護業務である。また入院時の患者に対する給食に関するオリエンテーション，嗜好調査や毎食の残食調査などは看護師の本来業務である。

2）あり方

　栄養科の病院組織上における位置は診療部側に属するものである。これは食事療法を行なうのであるから当然のことである。従来，多数の病院でこの部門が事務部に所属していたのは，それなりの理由がある。それは給食部門の構成人員が栄養士と調理士（コック）と事務員からなっており，栄養士はほとんど女子のため，年齢その他の条件が適当でない場合が多く，購入予算の統制の点からも事務員のほうが妥当であるとして，このような体制となったものである。しかし，この考え方はおかしいのであって，診療業務の一環として行なわれるのであれば，栄養士が科長となって体制を敷くのが原則である。

　この場合，栄養士側にも問題がある。従来の短期大学課程で，あまりにも簡単に資格がとれるところに，他から専門職としての権威を認められないものがあったのではなかろうか。幸いに昭和37年より管理栄養士の制度が発足し，大学課程が誕生した。これが病院の給食部門の体制樹立に大きく貢献した。

　病院給食の問題点は保険医療費の枠内で行なわれ，かなり廉価であったため定食の単一メニューで，加えて人件費の節約のため食事間隔をつめるなど，患者が毎日家庭で食べていた状況と違うところが不評を買っていた。

　平成6年(1994)より食費の一部患者負担が行なわれるようになり，この原価の安さの問題は少しずつ解決の方向へ動き出してきた。食事は個人の好みというものがかなり強いものであるから，終局的には複数献立による選択メニューという米国の病院のような形へ進むことになるであろう。

　配膳方式には中央配膳，病棟配膳，患者食堂によるものと3通りの方法がある。一般的には中央配膳が合理的であるとして，給食部で盛りつけ配膳をして患者の名札をつけて，それぞれの病棟に運搬する方式が採用されている。治療食が多い病院ではこの方法になる。

　病棟に配膳室を設けて，それぞれの場所で盛りつけて温食を与える方法は次第に少なくなってきている。

患者食堂は起きて歩ける患者に，食事の楽しさを味わせ，リハビリテーションにも役立たせようというものである。各病棟ごとに食堂を用意するのは空間の無駄が大きい。給食部の隣室に1個所食堂を作って，希望する患者だけそこまで出向かせる方法も研究されてよい。

6. 医療福祉相談部門

1）業務

　医療社会事業（Medical Social Work）として行なわれていた業務である。これが病院で行なわれたのは1895年のことで，イギリスの慈善組織協会のロック*がロンドンの王立施療病院に医療ソシアル・ワーカーをおいたのが始まりである。その目的は貧困な患者の経済問題の解決であった。貧困と無知のうずまいている外来の無料患者の大群に，よりよい医療を与えようとしたものである。

　一方，これとは別に米国では1905年キャボット**がマサチューセッツ総合病院で新しい試みを始めた。彼は医師として患者を診ていて，その何パーセントかは病気というよりも，患者自身の環境がその病的状態を起こしているものであることを知り，その解決のために医療社会事業を考えたのである。この場合も，初めの問題は主として貧困な患者の経済的救済であった。しかし次第に仕事を進めていくうちに，その背後に社会的問題や心理的問題があることに気がつき，幅広い活動分野が開けてきた。

　病気と貧困は鶏と卵の関係であるが，さらに仔細に検討すれば，職場や家庭生活の問題が介入してくる。この解決を図ってやらなければ医療が受け入れられないのである。また心理的に病気でないのに病気だと思っている人や，医師の指示を受けつけない人もいる。これにも手を差しのべてやらなければならない。医療ソシアル・ワーカーは医師と患者の間にたって，

---

　* Sir Charles Stewart Lock（1849〜1923）
　** Richard C. Cabot（1868〜1939）

その人生のドラマに強力な患者側の援助者となって関係していったのである。

　わが国では，戦前は昭和4年(1929)から，わずかに聖路加国際病院で行なわれているにすぎなかったが，戦後新しい病院作りの始まりとともに，昭和24年(1949)ごろより，多数の病院に医療ソシアル・ワーカーが置かれるようになり，今日ではこの養成の大学もできて，ようやく病院に根を下ろそうとしている。

2) あり方

　医療とは病気を治すのではなく，病人を治すことであると言われているが，病院医療に欠けているこの人間の要素に強く働きかけるのが医療社会事業である。この仕事を定義して，厚生省関東信越医務出張所編「メジカル・ソーシャル・ワーカー執務基準」[26]は，「この仕事は，公衆衛生を含めての全体の医療機関の中に，ひとつの構成単位として存在し，社会科学の立場から医師の診断を助け，その機関の治療方針を定めることにも参加し，患者または患者の家族がぶつかっているいろいろの困難，心の悩み，経済的な悩み，家庭内の悩み，治療方針についての悩みなど，これらの悩みを取り除いてやることに働き，治療をより完全なものにして，この人々が正しい生活へ戻れるように補導し，さらにこのような困難に陥らないように予防の手をも打つ，そういうことをする仕事である。」と述べている。

　わが国でも，本業務が病院に導入されたのは患者の経済的問題の解決から始まっているので，病院組織上の位置は事務部の医事課に所属していることが多い。しかしこれでは本業務は満足に行なわれない。なぜかというと，医事課の仕事は料金を徴収しようという側であるから，その支払いに困っている患者側の立場とは相反するものであって，患者側にたっての解決を図ろうとする医療ソシアル・ワーカーの身の置ける場所ではない。この位置で仕事をさせられれば，滞納金の整理や医療保障制度の事務手続きの代行の係にとどまってしまう。これでは，経済的悩みすら解決すること

はできない。

　さらに社会的な生活上の悩み，心理的な悩みにも働きかける。近年，この心理的な問題が大きく取り扱われるようになったが，これは神経科医，臨床心理学者および精神医学的ソシアル・ワーカー（PSW）の仕事であり，分離したほうがかえって医療ソシアル・ワーカー（MSW）の立場をはっきりさせ，その意義も認識されやすくなるのではないかと私考する。

　病院には医療福祉相談部（医療社会事業部）を置き，患者と面接のための室を用意するべきである。定員は病床100床にひとりが望ましいとされている。そして経済的な悩み，社会的な悩みの解決に援助を与えるわけであるが，病院におかれているものは，病院医療が効果的に行なわれるためにするのであるから，単なる社会事業ではない。そこに，おのずから対象とする人も患者という範囲に限定され，その仕事内容も規定されてくるわけである。

　この部門の対象となる患者は，主として医師からの依頼によって送られてくる。したがって，医療福祉相談に対する医師の理解がじゅうぶんでないと，せっかくのこの機構も効果をあげることができない。単なる世話好きな親切なおばさんではない，医療福祉の専門の教育機関を卒業し，その科学を修得したソシアル・ワーカーを採用配置するのは病院として当然ではあるが，その業務内容の向上のためにはケースの発見が大事で，このため問題を持つ患者を発見してくれるように院内医師の啓蒙が必要である。

7．診療情報管理部門（病歴室）

1）業務

　診療記録いわゆるカルテは，科学的な診療を行なうための基礎資料である。どんな記憶のよい人でも，診療内容を全部憶えているわけにはいかない。そこで，どうしても診療のたびごとに正確な記録を作らなければならない。医師法にも，その第24条に次のような規定がある。

「医師は，診療をしたときは，遅滞なく診療に関する事項を診療録に記載しなければならない。」

「2．前項の診療録であつて，病院又は診療所に勤務する医師のした診療に関するものは，その病院又は診療所の管理者において，その他の診療に関するものは，その医師において，5年間これを保存しなければならない。」

このように，医師法に照らしても明らかなように，病院の場合その管理者が保存の義務を負うている。したがって，病院勤務医師にあっては，自分が書いた診療録でも，その主治医個人の私有物ではない。

また診療録の内容については，医師法施行規則は第23条で次のように定めている。

「診療録の記載事項は，左の通りである。

1．診療を受けた者の住所，氏名，性別及び年齢
2．病名及び主要症状
3．治療方法（処方及び処置）
4．診療の年月日」

しかし，この条文では記載内容の範囲がどうもはっきりしない。記載者の考え方によって，自由に省略されそうである。そこで，これはアメリカの病院認定合同委員会の病院認定のための基準[27]の中にある，次の言い方が適切だと思うので，これを補いたい。それは，「診療記録は診断を正当化し，治療と転帰を妥当とするにじゅうぶんな資料を含んでいなければならない。」と言うのである。ただ診断名と主要症状と治療方法が書いてあっても，どうしてその症状からその診断名がつけられたのか，その過程が明らかになるような記載が欠けていたのでは価値が半減する。

また最近では，1969年ウィード[28,29]が提唱したPOMR (problem-oriented medical record) 問題指向型医療記録という新しい記載様式もある。これは病院における組織医療の役割分担と医療チームの協力診療を記録を通じて行なおうとするもので，優れた方法であるとして推奨する声も

ある。これは患者がかかえている問題ごとに，S（subjective data）主訴，症状，O（objective data）診察，検査所見，A（assessment）判断，評価，考察，P（plan）診断，治療，教育，計画を，それぞれ分けて SOAP の付号をつけて記入しようという方法である。

この診療記録には数々の価値があり，マッケクレン[1]は，次の六つの価値をあげている。

① 医療上の価値：患者が将来ふたたび病気になった時はその正確な記録が役にたつ。ときには生死の分けめともなる診断決定に要する時間が短縮される。

② 医学研究上の価値：どの病院のどの医師も，患者についての正確で完全詳細な記録を発表することによって，医学に貢献することができる。

③ 医学教育上の価値：医科学生の公式の教育にばかりでなく，医師自身の卒業後教育の教材となる。

④ 公衆衛生上の価値：特に伝染病に関する資料は地域社会の衛生に多大の寄与をする。

⑤ 病院管理上の価値：医療評価の資料となり，病院の医療水準向上に役立つ。

⑥ 法律上の価値：不法医療の訴訟は近年頻繁になる傾向がある。病院と医師の法的防衛上の証拠となる。

病歴室（medical record library）の構造は図書室と同じであって，医師閲覧室，診療情報管理士執務室，病歴保管倉庫の3部分からなる。閲覧室は図書閲覧室と共用でもよい（この場合は病歴室と図書室は隣り合わせとする）。

病歴部門の病院組織上における位置は，診療部側に所属する。その業務が事務的であるので，事務部の所管となることがあるが，それは本業務の発展を阻害するものである。この業務を行なうにあたって，ぜひ必要なのは，診療情報管理士 medical record administrator である。わが国では，

まだこの養成コースが制度としてないので，それぞれの病院で養成されていたのであるが，この養成の大学や専門学校も誕生してきたので，いずれ学校教育を経た専門職によって行なわれるようになるのも遠い日のことではあるまい。

2）あり方

　病歴室の業務は二つの局面をもっている。ひとつはカルテの図書館としての面であり，他のひとつは病院管理のための情報を提供する管理スタッフとしての面である。

　カルテのライブラリーとしては，退院患者および治療を終了した外来患者の診療記録を保管し，必要に応じていつでも取り出せるように整備される。このため，番号順に保管倉庫に配列されている診療記録に多種類の索引がつけられる。これは患者名による索引だけでなく，内容索引も作る。すなわち傷病名による索引，手術名による索引，診療科別による索引，医師名による索引，転帰による索引（死亡者の索引）などである。

　このような体制をとると，医師は要求さえ出せば必要カルテがたちどころに出てくるのだから大変便利になる。

　病歴室の責任者は診療情報管理士であって，診療記録を点検して必要な記録が記入されているかどうか量的な統制を行ない，その内容の向上を図る。しかし，質的内容については医師の責任であり，院長および各診療科の代表によって構成される病歴委員会が協力して，その充実を図らなければならない。

　管理スタッフとしての業務は，医療評価の資料を提供することである。医療行為比較報告のような月間分析表の作成，および年間報告をまとめることによって病院医療の質の向上に寄与するのである。

　この部門の今後の課題は，コンピュータ導入とその活用である。多くの国立大学医学部に医療情報部が設置されたが，市中の一般病院の病歴室では，まだパソコン導入が始まったばかりである。

カルテの紙をなくして,情報をすべてコンピュータに入力するという電子カルテも試行から次第に実用へと向かっているので,今後大きな変革が予想される部門である。

8. 事務部門

1) 業務

すべての業務には事務が付随する。したがって,元来は医師・看護師を初め,それぞれのものが業務とともに行なっていたものである。この中で必ずしも本人が行なわなくてもよいものについて,事務員を助手として採用し,それぞれが業務を分担するようになった。そして,同一業務はまとめて中央化され,ついに事務部が形成されたのである。それに加えて病院の規模の拡大とともに新たに管理的事務の発生をみた。前者の代表的なものは医事であり,後者は人事,財務,企画調査などである。この二つのものがいっしょになって事務部門を作っている。

わが国では,一般に施設部門やハウスキーピング部門も事務部に編入されているが,これら現場作業が事務でないことは明らかであり,不合理である。しかしながら,これには理由があるのであって,これらの部門の監督者として,病院内には事務長以外に適任者がいないので,便宜上このような所属となっているのである。

(1) 総務

庶務,文書,秘書などを行なう係である。病院にかぎらず,どこの企業にもある最も事務的な業務で,総務課とか庶務課などという名称を用いている。院内の警備保安業務は守衛が行なうもので,事務ではないが,警備部門を独立させているところは少なく,この部門の付属となっていることが多い。

(2) 企画調査

病院管理のためのスタッフであり,企画,各種の調査による情報の収集,

院内広報，院内各部課間の連絡調整などを行なう部門である。このような部門を置いていない病院が多いが，規模が大きい病院ではぜひ必要である。

(3) 人事

職員の採用，労務管理，給与，教育訓練，厚生などの業務を行ない，病院長のスタッフとして重要な地位を占めている。単に人事に関する事務手続きの係ならば総務の中に含めてもよいが，このような専門スタッフとしての働きを期待する場合は独立させ，院長の直属の人事スタッフとして，初めてその機能の発揮が可能になる。

(4) 財務

人事をスタッフ組織とする以上，財務も同様に考えなければならない。資金計画，予算管理，原価管理などを行なう部門である。

患者収入などの会計は，医事で行なうのが合理的である。

(5) 用度

物品や材料の購買と保管を行なう部門である。購買はとかく病院では軽視されがちであるが，膨大な材料の購入を行なう責任者であり，この部門を充実させることが，採算管理上最も重要なことである。新しい管理技術の価値分析 value analysis は購買部門から発生したのであって，この部門が中心となって経費の大削減が図られている。購買技術者ということがとなえられ，新しい専門技術として，今後の発展が非常に期待される部門である。

購買が会計と同じ部課で扱われ，その下部業務となっている病院があるが，これは絶対に分離しなければならない。これでは内部牽制がまったく不可能で，近代的な組織にはこのようなやり方はない。

(6) 医事

医療事務を略したことばである。外来および入院患者の受付と診療費の請求収納を行なう部門である。近年，医療保険の普及に伴い，その診療費の計算，診療報酬請求書の作成に相当な手間と人手を必要とするようになり，この係員が急増している。この対策としては，支払い方法の単純化が

最も望ましいのであるが，現状はコンピュータ化による業務能率の向上の方向に進んでいる。こうして，ほとんどの病院がコンピュータによってこの業務を行なっているのであるから，今後は手作業をはぶいて，すべてを機械処理で行なうように業務の変革が行なわれるようになるであろう。

2）あり方

病院職員のほとんどが専門職で，それぞれの養成学校で専門教育を受けて勤務している。その中で事務職員のみはまったく病院業務を知らず，専門教育を受けずに就職してきていた。事務部といっても多彩であるが，管理業務については米国のような大学に病院管理学部が置かれてそこで専門教育を受けるのが至当であるが，今まではなかなか創設されなかった。それがようやく医療学部も開設されるようになってきた。

医事課職員については，全国各地の医療秘書専門学校が毎年多数の卒業生を出すようになり，病院職員の主要な供給源ともなっている。

このような風潮をみると，今まで専門化できなかったこの部門も，ようやく教育体制の面から少しずつ改革の方向に動き出してきていることが感じられる。今後の課題は，いかに優秀な人材をこの方面に魅きつけられるかにかかっている。

9．施設部門

1）業務

病院も大型となるにつれ多くの設備機械が備えつけられてきた。それらはボイラー技士，電気工事士などによって24時間休みなく運転されている。病院にエネルギーを供給する動力源で，この部門に万一のことがあると病院の全業務がストップしてしまうほど非常に重要な仕事なのである。

換気，暖冷房，空気調和，給排水，蒸気の供給，ガス，電気などの管理運転を行なっている。さらにエレベータ，エスカレータ，リフト，エアシ

ュータなどの搬送機械，電話，インターホン，ドクターコールなどの通信機械の管理もこの部門の仕事である。

　とくに電気設備に関しては，病院業務のこれへの依存度が非常に高くなり，診療機械の動力用としても利用しているので，万一停電などが起これば，病院の機能が麻痺するだけでなく，それらの治療機器によって生命を維持している患者に直接重篤な支障を与えることになる。したがって非常用自家発電設備を備えるなど，万全の対策が要求されるに至った。

　さらに最近の病院では，医療用ガスの配管が病院中張りめぐらされており，液体酸素のタンクから産生される酸素ガス，麻酔用の笑気ガス，吸引用空気，医療機器運転用の圧搾空気など多種類があるので，これらの正常運転の管理の仕事も出てくる。

　加えてコンピュータ化の進展や通信ネットワークのための弱電部門の設備が重装備となるにつれ，これらの保守や管理までも対処しなければならなくなってきた。

2）あり方

　病院は経済的に豊かでないので，修理費用などもできるだけ節約し，どうにもならなくなるまで手を加えないというやり方が多い。つまり設備や機械器具をなしくずしに食いつぶしていこうという考え方なのである。しかしこのようにして，どうにもならなくなってから直すという事後的修理は，けっきょく経済的に損である。絶えず不完全な設備で心配しながら，多方面から矢のような修理依頼の督促を受け，担当者は心身ともにまいってしまう。

　この近代的処理方法は予防保全である。病気でも治療より予防のほうが金もかからず，簡単にできるのは言うまでもないが，この考え方が施設の場合もあてはまるのである。定期的な保守を行なうことによって，常に完全な形で運転維持される。

　設備や大型の機械はメーカーやサービス会社に保守を外注するというや

り方もあるが，施設は生き物であって放置すればたちまち老化してしまう。医療機械器具の予防保全や修理はこの部門だけではできないので，医師や看護婦も協力し，一体となって体制を整えておかねばならない。

特に故障にさいしての人に対する安全性に関しては，万全を期しておく必要がある。

10. ハウスキーピング部門

1）業務

病院における環境整備がハウスキーピングである。かつては保清係として院内の掃除が主な仕事であったが，次第にこの業務内容が拡大してきている。

院内の清掃に関してはほとんど外注で，外部の会社に委託している病院が多い。この場合，優秀な会社を選んで契約し，業務報告の点検，監督指導が必要である。

ついで汚物処理，衛生害虫の駆除の問題があり，これらは院内感染防止対策上欠かすことのできないもので，専門業者などの業務上の知識も活用して対処する仕事である。

そして最近大きな問題となってきたのが，院内廃棄物の処理で，特に医療廃棄物については平成元年11月，厚生省からそのガイドラインが示され，平成2年4月から施行されたので，各病院はその体制づくりを行なわなければならなくなった。

病院の廃棄物は自己処理がなされているので，各病院とも焼却炉を設け焼却して消滅させる方法をとっている。不燃性のものは，ガラスは分別して破砕して再生業者に渡し，ビニールは不燃ゴミとして埋立て処理場へ渡すなどの作業を監督することになる。

これらの内容の種別と量をまず把握する必要があり，医療廃棄物については自己処理が原則なので，これを分別して処理する体制を作らなければ

ならない。

　医療廃棄物とは医療（検査を含む）に使用したもので，人に対して感染のおそれのある廃棄物および損傷性のある廃棄物ならびに環境を汚染するおそれのある有害化学物質である。

　そして廃棄物管理責任者の設置義務がなされ，医療廃棄物の収容容器を規格化し，その使用が義務づけられるなど，細部にわたって指導されるようになった。

　したがって，このような感染性廃棄物を院内で焼却するために，設備の整備を行なわなければならなくなった。

　また室内外の装飾や調度の設備もこの係で，病室のカーテンの取換えや洗濯なども行なう必要がある。また，リネンの補給と洗濯についても統括して管理するのである。

2）あり方

　この部門の仕事はほとんどの病院で，外注が進んでおり，外部業者の手によって行なわれていることが多い。外注管理は発注だけで終わるものではなく，その仕事の精度の維持管理が大切で，放置しておけば次第に業務水準は低下してくる。

　清掃，基準寝具，洗濯などの外注については業界の事情を知り，その仕事の内容を研究して処理しなければならず，これにはかなりの勉強が必要になる。内部処理と外注と，どちらが優れているかは職員の質と，その管理体制の良否によるもので，どちらの方法が良いというものではない。

　この業務の作業者は，専従者が得られにくい状況になってしまっているので，病院側としては外注管理のできる能力のあるハウスキーパーを責任者にして処理体制を整えている。

第 8 章

業務の合理化と医療の評価

1. 業務の合理化

　最近では業務の合理化と言えばコンピュータ化を意味する程になった。それは合理化のための懸案となっている作業のほとんどが，コンピュータによって果たし得るからである。まず組織内における指示の伝達が容易となる。在来のように口頭による指示では証拠が残らず，迅速ではあっても間違いが起こりやすい。文書によれば正確性は期せられるが，煩雑である。
　こうして登場してきたのがコンピュータであった。現在の物凄いパソコンの普及によって，コンピュータのキーボードに触れたことがないという若者が非常に少なくなってきている。欧米では手書きの欧文が非常に読みにくいことからタイプライターが早くから普及していた。ところがわが国では漢字という便利な文字を古くから取り入れたため，書いた文章が絵入りのように非常なスピードで読めることから，機械化の必要を強く感じなかった。それがタイプライターの時代は困難であった漢字入力の機械化が，コンピュータではドット処理で容易となりワード・プロセッサーとして，機械入力が普及し始めてきたのである。
　そして若者が遊具としてまでパソコンを家庭でも日常使用するまでになってきている。こうなってくればこれを業務用に使用するのは簡単であ

る。一般企業では業務のほとんどがコンピュータ化されてしまった。病院は在来は社会の流行にかなり遅れて歩み続けてきたが，今日では医事業務のコンピュータ化が行なわれていない病院はほとんどないまでになってきている。

これは初めオーダリング・システムとして病院に売り込まれ，大規模病院から導入され始めたが，中小病院にもかなりの速度で普及していったのであった。発生源入力などとも言われ，病院の要所要所に端末機を置き，指示者が指示をコンピュータに入力すれば，その直接指示により業務が遂行され，さらに料金請求システムにつながって，患者に一部負担金を請求し，残りは月末にまとめて社会保険事務局へのレセプトを作成するということになる。

これは在来の手書きで会計伝票へ記入し，それを月末にレセプトへ書き移す作業に比べれば非常な業務の合理化になった。こうして院内の業務の指示伝票の作業は次々にコンピュータ化され，薬品や医療機材物品に至るまで，院内の配給や業者への発注をすべてコンピュータで管理するようになってきたのである。

次に合理化の有力な手段として標準化がある。

上野[31]は，これを次のように定義している。「能率のめやすとして事物の量質または方法などについて決められた手本のことを標準（standard）と言い，科学的研究によってこういう標準をつくることを標準化（standardization）と言う。目的を達するための手段が二つ以上あるとき，その数を減らし，できればひとつにすることが単純化である。これに対して不定なものを最良のものに確定することを標準化と言う。単純化は手段の数を減らすことだが，標準化は最良のものに確定することであって，必ずしも数を減らすのが目的ではない。ときによっては，かえって数がふえるかもしれない。しかしこれは概念上の区別であって，実際上では単純化と標準化との区別ははっきりしないこともある。」

そして標準化の利益として，次の三つをあげている。

① 創造の労苦をくりかえさないですむ。
② 多種少量生産を少種多量生産にきりかえられる。
③ 互換性がえられる。

　すなわち，たとえば看護基準というものを作り，各種の状況に応じて，そのやり方をあらかじめ標準化しておいたとする。そうすると，現場の看護婦は新人で知識経験の浅い者でも一定のすぐれた看護方法を，その場でいちいち考えることなく，くりかえしの作業として楽に実施することができる。

　これはコロンブスの卵の例をひくまでもなく，どんなつまらない作業でも初めての仕事というのは，大変な創造力を要するものである。一度誰かがやったことをまねをするとか，他人の経験をそのまま引きつがせてもらえば，非常に楽に能力以上のこともできるのである。毎日の現場の作業は大学や研究所にいる研究員とは違うので，自分の考え出したオリジナリティを必要とはしない。それよりも早く新しいすぐれたやり方を取り入れて，それを実行の場に持ち込まなければいけないのである。むしろ，このほうをその使命と考えるべきであろう。

　また，やり方が統一されれば，それに準備する用具の種類は少なくてもすむ。使用する機械や器具に個人の好みや，くせを持ち込まれてはたまったものではない。このようなやり方では，指示者によってやり方も異なるので，実施者はそれをいちいち覚えなければならず，正確性そのものも犠牲にされかねない。たとえば体温表の用紙を統一すれば，院内のどこで使っているものを持ってきても互換性がえられる。これは使うほうも，この用紙を補給するほうも，作業が単純で楽である。

　すべて業務は，通常の業務と例外の業務の2種類に分類される。通常の業務はくりかえしの行為であり，一度基準を定めておけば，あとは毎回判断を必要としない。これに反し，例外の業務は毎回判断を必要とするのである。

　医師の行なう医療行為は，主として例外の業務に属する。患者ごとにそ

れぞれ対策が異なるからで，医師はその判断を毎回行なわねばならない。しかし，これにも標準化の原理を持ち込むのは不可能ではない。健康保険診療の治療指針などは，この考え方である。おそらく，この標準化された医療で大多数は大過なく診療されるに違いない。しかし，この場合は患者の生命という，その個人にとってかけがえのないものが対象となるため問題が残るわけで，少数の例外についての処理をよほど考えてやらないと非難の的になるのである。

看護や医療技術的業務は，これにくらべて比較的標準化が容易である。さらに施設の保全業務や一般の事務的作業では，いっそう効果的に行ないうる。

この標準化の原理は，さきに述べたテーラーの科学的管理法の背景に流れている理念であり，これが管理の根本となっている。科学的管理法とは，標準の作り方といかにしてその標準を維持するかという，維持のしかたの研究方法であると言ってもよい。標準を決めるために調査研究が行なわれ改善がうながされるのである。また標準が作られるから例外もできるわけで，ここに例外の原則も生きてくるのである。

そして標準化ができて，その業務の機械化が可能である業務に関しては，コンピュータ制御による自動機械とすることが可能となる。こうして診療用を始め，事務用，通信輸送用等の多数の自動機械が病院にも持ち込まれ使用されるようになってきた。

2．医療評価

1）医療の評価

企業の場合，その経営成績やその内容を知るために金銭の評価や会計の監査を行なっている。病院の場合も，採算的な考慮からだけではなくても経済的な評価も重要である。収入の金額も「仕事の単位×難易度×数量」と考えれば，業務そのものを示す指標としてみることもできる。しかし医

2. 医療評価

療行為そのものを表示するものとしては，金銭単位ではしっくりしないのであって，他に方法を考えなければならない。

この医療の評価は，1918年ワードによって，初めて試みられたが，1928年ポントン[36]が独創を加え，このような方法を考案したのである。この医療評価は，米国外科学会の病院標準化運動とともに発展してきた。これはカルテその他の診療記録によって，治療の実際の結果と予想される合理的な結果を比較するものである。このためには，まずカルテの記録が完全であることが必要である。そして，その完成されたカルテによって評価が行なわれる。

まず感染がなかったか，特に手術後，分娩後のものについて注意しなければならない。次に合併症は避けられなかったか，予防しうるものであったか。協議，対診が行なわれたか。入院時診断と最終診断が一致するか。最終診断と病理診断が一致するか。正常組織の除去が行なわれなかったか。行なわれたとすれば，それは正当となしうるものであったか否か。最終診断は，既往歴，経過記録，病理記録，手術記録などからみて誤りはないか。死亡は手術後や麻酔によるものではなかったか，また剖検したかどうか。治療の結果は予期したとおりであったか，正当となしうるものであるか。他の医師や部門の長の意見はどうであったか，などということをチェックする。

そして正しとしない診断，不完全な判定，普通認められない治療，誤った技術が行なわれなかったかどうかを判定するのである。これは全症例にわたって行なわれる。

このポントンの開発した手法はマッケクレン[1]も，「会計事務で行なう金銭の評価のように厳密な尺度はない。またその患者の最終結果を知らなければ，予後と退院直後の結果を比較することができないので，正しい評価を下せない場合もある。しかしこれらの限界に注意すれば，この医療評価は，患者にも，医師にも，病院にも，はかり知れない貢献をするものである。」と述べているように，限界はあるにしてもすぐれた方法である。

わが国では，病院と医師の関係がクロース・システムであり，原則として，フルタイムの勤務医であるので，もっと直截的な判定方法で行なわれてきた。それは医長による回診という制度で，それぞれの診療科の責任者である医長が，部下の受け持つ全患者を毎週定例日に総回診することによって，直接それぞれの診療実態を把握するという方法である。この回診によってどのような治療が行なわれているか，部下の医員の技量はどの程度であるかということを知ることができ，不適当な治療を修正することも可能で，また教育的指導もできる。このようにじかに直接評価することが可能であったので，米国で行なわれているような方法は普及しなかった。

しかし最近になって医療の専門分化が進み，組織医療が言われるようになって，病院全体としての総合的な医療水準が問題にされるようになり，わが国でも病院医療評価機構という評価のための専門機関が誕生し，遅ればせながら病院医療の総合的評価が行なわれるようになってきている。

2) 医療行為評価のための統計的指標

医療評価のための統計的手法はポントン[36]によって考案され，マッケクレン[1]も病院標準化運動を指導している間に興味を増し，その著書に第3版から独立した項として取りあげている。

これは統計的品質管理の手法と同じ概念であり，全体の中から異常が起こっているであろうと思われる個所を抽出する。業務の結果にはバラツキがあるので，あらかじめ統計的な管理限界を設定し，その範囲内にバラツキがはいっていれば正常に業務が運営されているとし，この範囲を逸脱した場合，何か普通でない原因が起こっているかもしれないから，それについて個別に原因の探索追及を行なうのである。こうすることによって日常の業務がすべて管理体制の中にはいってくる。これが近代的な管理なのである。もちろん，この管理限界を越えたからといって，それだけで悪いと言い切れない場合もある。しかしこの指標は医療行為の検討のためのものとして，なかなかよくできている。いままでのように，ただ何となくカン

で考えているよりは，病院管理上に多くのすぐれた示唆を与えてくれる。

(1) 平均病床利用率

$$\frac{1日平均入院患者数}{実働病床数} \times 100$$

分子の入院患者数は，夜12時現在の患者数にその日の退院患者数を加えた数とする。入院期間の考え方は，わが国では，きょうの午後入院してあしたの午前に退院すれば2日となるが，米国では患者日 (a patient day) という概念で宿泊を単位として，この場合は1日と数えられる。これに朝入院して夕方退院したという即日入退院の場合を，1日として加えている。わが国の病院は医師の診療所の発展したものなので，医師の診療日数で数えることになったのに対し，米国の場合は患者の宿から発達したので，何泊という数え方になったためであろう。このいずれの数え方を採用するかは議論のあるところであるが，現状では社会保険の料金計算が医師の診療日数，つまり暦日の数で数える方法によっており，わが国では既に定着しているので，この方法によらざるをえない。

分母の病床数には許可病床数と実働病床数があるが，実際の病院の働きをみるためには，実働病床数でなければならない。

この平均病床利用率をポントンは，80％以下であることとしている。これについてはマッケクレン[1]も，「病院にはある程度の空床がないと効果的なサービスが行なわれない。また院内感染の危険が増し，救急患者を収容できなくなる。」と述べている。

しかしこれは，米国では平均入院日数が7日以下と非常に短く毎日の入退院患者数が多いので，これ以上は収容しきれないのである。平均病床利用率は次の平均在院日数と関連するのであって，入院日数が長ければ毎日の入退院患者数も少ないので，もっと高くてもよい。わが国の一般病院の現状では，上部管理限界は90％というところであろう。またあまりにも過少収容は，せっかくの病院の能力を遊ばせておくことになるので，下部管理限界として80％という線を設定するのが妥当であると考える。

また他に新生児病棟がある場合には，それについても同様の計算を行なうのがよい。

（2）平均入院日数

$$\frac{退院患者の入院期間延日数}{退院患者総数}$$

わが国の病院の平均在院日数は欧米諸国にくらべて著しく長い。これは長期病院と短期病院の区別がなく，一般病院に長期患者が混在していたためであるが，この病院病床の効率的運営を図るため，社会保険の入院料金にも長期入院と短期入院では差をつけるようになった。長期入院の期間の看護料に差をつけて，その短縮化を図ろうというものである。

したがってわが国の場合は，それぞれ病院でその病院なりの管理限界を計算して設定しなければならない。その計算方法は過去数年のデータによって，平均値の管理図（$\bar{x}$-R管理図）によって$\bar{x}$を計算すればよい。

わが国では多くの病院が老人病院化し，そのため年々平均在院期間が延長の傾向を示している。これについては，どうしても急性疾患を収容する短期病院と，慢性疾患を扱う長期病院とに機能分化を図らなければ，病院の機能が十分には果たせなくなってくる。

（3）結果の概況

患者が退院すると「治癒」，「軽快」，「不変」，「診断のみ」，「死亡」のように転帰が記入される。これによって，病院の患者に与えた総結果を知ることができる。この項には統計的分析の手法はない。

（4）院内死亡率

a．全院内死亡率

$$\frac{死亡退院患者数}{総退院^*患者数} \times 100$$

これは統計指標としてかなり重要な意味を持っており，国際的に普通に

---

* 以下，ただ患者数と書いてあっても，計算式の分母はすべてそれぞれの退院患者数（死亡を含む）をさす（入院中の患者は含まない）。

行なわれている計算方法である。死亡というのは転帰のひとつで死亡退院であるから，これを退院患者数と対比させようというのである。

これを管理指標として採用する時に二つの問題点がある。まず救命救急センターを持つ重症救急患者を受入れる病院は当然のことながら死亡率が高くなる。そこで入院後48時間以内の死亡は病院の責任でないとし，これを除いた院内死亡率精率を計算するという方法が米国で行なわれてきた。

わが国の場合はもう一つの問題がある。それは入院日数が長いので，老人患者を長期入院させれば死亡率は高くなる。したがって比較する指標とする場合は長期入院の方も削除しなければならない。そのためには次の式が妥当である[37]。

$$院内死亡率精率 = \frac{入院後48時間以内死亡を除いた20日以内死亡数}{20日以内退院患者数} \times 100$$

この死亡率の他に次のような死亡率についても検討しなければならない。

$$院内新生児死亡率 = \frac{新生児死亡数}{出生数} \times 100$$

これは病院で生きて産まれた児の数に対する新生児の死亡の率である。ある程度は避けられないものであるが，近年いちじるしい改善をみて，わが国ではこの率が全国平均で0.4%になっている。

院内術後死亡率は手術後48時間以内に死亡した患者の率で，これが1%以上になったら手術部門の検討を要するといわれている。しかし一般的には，これはパーセントで表示するほどの数が出てこないのが普通である。またこれはケースミックスにより生じた数値であるので，評価基準として採用する価値はない。この中から入院後48時間以内死亡を除いた症例については，死因カンファレンスを行ない，管理者は該当症例については常に注意を払う必要がある[38]。いかなる医師でも手術直後の死を予測して手術するはずはないのであって，かなりの危険をおかしてやる場合を考慮に入れても，この増加は病院の責任の面から重大であり，目を離すことはでき

ない。

(5) 剖検率

$$\frac{剖検総数（死産を除く）}{死亡患者数} \times 100$$

剖検総数を死亡者数で割ったもので、この剖検率は医局員の学問的な研究意欲を示す指標として非常に重要である。いろいろな弁解を行なってもこの低下は研究意欲の減退とかなり相関している。わが国でも専門医制度が一部で発足しているが、その教育病院の資格として剖検率が取りあげられているのもこのためである。

また患者の家族が、どれほどその病院の治療に満足しているかの総合的評価を示すものであるとも言われている。それは非常に不満足な取り扱いを受けて死亡した患者の家族が、剖検を承諾するはずはないからである。このようにみれば、病院サービスの総合的な指標とも考えられる。

米国では、インターンとレジデントの実習病院の指定をうけるためには、これが25％以上でなければならない。わが国では、厚生省の臨床研修医指定病院の規準が剖検率は30％以上でなければならないとしていた。しかし近年、画像診断や内視鏡検査の発達進歩に伴い、剖検率が減少傾向にあるのは世界的風潮のようで、この指定規準も剖検率30％以上または剖検数が病院許可病床数の10％以上と緩和されてきている。

(6) 対診率

$$\frac{対診協議患者数}{患者数} \times 100$$

近代病院で行なわれる診療は総合化されたものである。それには、各診療科による協力診療が行なわれなければならない。総合病院といっても、この対診協議が行なわれなければ、その機能を果たしているとは言えない。したがって、よい病院は数多くの対診が行なわれているわけであり、ポントンは15～20％の患者に行なわれなければならないと言っている。これは正式な対診の数であり、カルテの諸記録をみて診察し、対診記録を記入し

てあるものを数えたものである。

（7）感染率

これは非感染の創傷，手術，分娩における感染の率である。これは外科，産科部門の能力を判定する重要な指標であり，1〜2％を越えてはならないとしている。この調査資料は病歴室に保管されているカルテからだけではじゅうぶんでないので，感染管理委員会にも協力を求めなければならない。この調査のやり方の第一の手順は，カルテの体温表を見ることである。

（8）検討を要する手術

虫垂切除術，扁桃摘出術，子宮切除術，帝王切開術，避妊手術などは必ずしも，いつも正しい診断上の根拠があって行なわれているとは限らないとされている。

帝王切開術の率はどこの病院でも計算されている。以前は5％を越えてはならないと言われていたが，最近の少子化傾向による分娩数の減少は，それぞれに慎重な対処が迫られ大事をとって安全な帝王切開に走る傾向があり，一流病院でも15％位の実施率は通常のこととなってきている。しかしいくら安全のためとは言っても限界はあるわけで，あまりにも高率であれば産科部門の検討が必要である。

（9）カンファレンス数

院内で行なわれている種々のカンファレンスも，診療機能をはかる上での重要な指標の一つである。死亡症例検討会（その月の死亡例全例について討議する），生検組織検討会，クリニカルカンファレンス（各科内部あるいは内科，外科，産科，小児科などの合同の診療カンファレンス，胃腸カンファレンス，心臓カンファレンスなど），CPCなどである。またその内容も検討を要し，病院管理者はどのようなものが行なわれているか，知っている必要がある。そして年に数回は医師ごとの出席率なども調査して統計表にしておいた方がよい。

（10）その他

中央手術室の総手術数，分娩数，退院患者総数を前年同月と常に比較し，

数が少ないものはその累計値で比較して，著明な変動が認められたときは，ただちにその原因を究明して対策を講じなければならない。

第 9 章

病院の財務と採算性

1. 企業会計制度と財務諸表

　複式簿記は13世紀のイタリアに生まれたものと言われているが,明治初年わが国にも導入され,この刺激によって企業会計制度が発達をとげてきたのである。そして商法も財務諸表として,財産目録,貸借対照表,損益計算書の三つをあげ,その体系がうち立てられた。しかしこの近代化は,昭和24年(1949)の企業会計原則の設定まで待たなければならなかった。わが国の企業が真の近代化をとげたのは,戦後のことであった。

　病院の場合は医療法第51条に「医療法人は,毎会計年度の終了後2月以内に,決算を都道府県知事に届け出なければならない。」とし,その届け出は医療法施行規則第33条に「法第51条第1項の規定により,決算を届け出ようとするときは,財産目録,貸借対照表及び収支計算書(損益計算書)を,都道府県知事に提出しなければならない。」と決められた。

　しかし,戦後の企業会計原則で示されたように財産目録の重要性は否定されており,損益計算書,利益剰余金計算書,剰余金処分計算書,貸借対照表,財務諸表付属明細表の五つの会計書類からなる財務諸表の体系が確立したのである。

　したがって,病院管理上必要な会計書類は,貸借対照表と損益計算書を

2本の柱として，これに財務諸表付属明細表を加えたものであろう。厚生省では昭和38年（1963），病院における標準的な勘定科目を設定したが，昭和40年（1965），病院会計準則[32]を決定採用し，病院経営管理の改善指導を行なっている。これによって，自分の病院の財政状態を知り，他病院と比較検討できるようにしようというものである。これによる損益計算書と貸借対照表などの様式を次ページに掲げた。

この採用は病院の近代化に大いに役だつのであるが，企業会計の用語がそのまま使用されているので，"資本"，"剰余金"，"利益"という，どぎつい表現となり，ただでさえ企業的傾向のあるわが国の病院の運営がその方向に拍車がかけられるのを恐れるものである。しかしこれについては，すでに述べたごとく，利益を目的とする企業活動は医療法の精神に反するものであって，これは会計近代化の手段として企業会計の採用の促進を行ない，その合理化を図ろうとするものであり，病院運営目的にまで影響を及ぼそうとしたものではない。

2．損益分岐点分析

企業は表面からみれば，すべて生産の組織と考えられるが，これを背後から見れば資本の費消と回収の組織である。投下した資本は必ず回収されるのが経済の原則であり，ここに採算性という考え方が生ずるのである。

病院も，わが国の場合はかなり企業的であることはすでに述べたが，医療法に明らかなように，営利を目的とすることは完全に否定されている。しかしその存続のためには，採算性を無視するわけにはいかない。

企業の経営では損益分岐点が重要視されており，病院の場合も，この考え方は参考になる。これは総収入と支出費用との関係の分析である。総収入から費用を差し引いたものが利益(剰余金)であるが，費用は固定費と変動費に2大別される。固定費とは，収入とは無関係に固定的に生ずる費用であり，変動費とは収入を増すに比例して増加する費用である。たとえば

表1 損益計算書

病院名				4．委託費			
	損　益　計　算　書			委　託　費		×××	
	自 平成×年×月×日　至 平成×年×月×日			5．研究研修費			
				研究材料費		×××	
	医　業　損　益　計　算			謝　　金		×××	
Ⅰ　医業収益				図　書　費		×××	
1．入院料収益		×××		旅費交通費		×××	
2．入院診療収益		×××		研究雑費		×××	×××
3．室料差額収益		×××		6．減価償却費			
4．外来診療収益		×××		建物減価償却費		×××	
5．保健予防活動収益		×××		建物付属設備減価償却費		×××	
6．医療相談収益		×××		構築物減価償却費		×××	
7．受託検査・施設利用収益		×××		医療用器械備品減価償却費		×××	
8．その他の医業収益		×××		車両船舶減価償却費		×××	
合　　　計		×××		その他の器械備品減価償却費		×××	
9．保険等検査定減		××	×××	放射性同位元素減価償却費		×××	
Ⅱ　医業費用				その他の有形固定資産減価償却費		×××	
1．給与費				無形固定資産減価償却費		×××	×××
常勤職員給与				7．本部費			
医　師　給	×××			本　部　費		×××	
看　護　婦　給	×××			8．役員報酬			
医療技術員給	×××			役員報酬		×××	×××
事　務　員　給	×××			医業利益（又は医業損失）			×××
技能労務員給	×××						
非常勤職員給与				経　常　損　益　計　算			
医　師　給	×××			Ⅲ　医業外収益			
看　護　師　給	×××			1．受取利息配当金		×××	
医療技術員給	×××			2．有価証券売却益		×××	
事　務　員　給	×××			3．患者外給食収益		×××	
技能労務員給	×××			4．その他の医業外収益		×××	×××
退職給与引当金繰入	×××			Ⅳ　医業外費用			
法定福利費	×××	×××		1．支払利息		×××	
2．材料費				2．有価証券売却損		×××	
医　薬　品　費	×××			3．患者外給食用材料費		×××	
給食用材料費	×××			4．診療費減免		×××	
診療材料費	×××			5．貸倒損失		×××	
医療消耗器具備品費	×××	×××		6．雑損失		×××	×××
3．経　費				経常利益（又は経常損失）			×××
福利厚生費	×××						
旅費交通費	×××			純　損　益　計　算			
職員被服費	×××			Ⅴ　特別利益			
通　信　費	×××			1．固定資産売却益		×××	
消　耗　品　費	×××			2．補助金・負担金		×××	
消耗器具備品費	×××			3．その他の特別利益		×××	×××
車　両　費	×××			Ⅵ　特別損失			
会　議　費	×××			1．固定資産売却損		×××	
光　熱　水　費	×××			2．その他の特別損失		×××	×××
修　繕　費	×××			税引前当期純利益（又は税引前当期純損失）			×××
賃　借　料	×××			当期純利益（又は当期純損失）			×××
保　険　料	×××			前期繰越利益（又は前期繰越損失）			×××
交　際　費	×××			当期未処分利益（又は当期未処理損失）			×××
諸　会　費	×××						
租　税　公　課	×××						
徴収不能損失	×××						
雑　費	×××	×××					

表2 貸借対照表

病院名						
貸借対照表				3. その他の資産		
平成×年×月×日				長期貸付金	×××	
				その他の投資	×××	
資　産　の　部				その他の資産合計	×××	
Ⅰ　流動資産				固定資産合計		×××
現金・預金		×××		Ⅲ　繰延資産		
医業未収益	×××			創立費	×××	
徴収不能引当金	×××	×××		その他の繰延資産	×××	
未収金	×××			繰延資産合計		×××
受取手形	×××			資産合計		×××
貸倒引当金	×××	×××		負　債　の　部		
有価証券		×××		Ⅰ　流動負債		
医薬品		×××		買掛金	×××	
給食用材料		×××		支払手形	×××	
貯蔵品		×××		未払金	×××	
短期貸付金		×××		短期借入金	×××	
前払金		×××		預り金	×××	
未収収益		×××		従業員預り金	×××	
前払費用		×××		未払費用	×××	
その他の流動資産		×××		前受収益	×××	
流動資産合計			×××	修繕引当金	×××	
Ⅱ　固定資産				賞与引当金	×××	
1. 有形固定資産				その他の引当金	×××	
土地		×××		その他の流動負債	×××	
建物	×××			流動負債合計		×××
減価償却累計額	×××	×××		Ⅱ　固定負債		
建物付属設備	×××			長期借入金	×××	
減価償却累計額	×××	×××		長期未払金	×××	
構築物	×××			退職給与引当金	×××	
減価償却累計額	×××	×××		その他の固定負債	×××	
医療用器械備品	×××			固定負債合計		×××
減価償却累計額	×××	×××		負債合計		×××
その他の器械備品	×××			資　本　の　部		
減価償却累計額	×××	×××		Ⅰ　資本金		×××
車両船舶	×××			Ⅱ　資本剰余金		
減価償却累計額	×××	×××		国庫等補助金	×××	
放射性同位元素	×××			指定寄付金	×××	
減価償却累計額	×××	×××		その他の資本剰余金	×××	
その他の有形固定資産	×××			資本剰余金合計		×××
減価償却累計額	×××	×××		Ⅲ　利益剰余金		×××
建設仮勘定		×××		任意積立金	×××	
有形固定資産合計		×××		当期末処分利益	×××	
2. 無形固定資産				利益剰余金合計		×××
借地権		×××		資本合計		×××
電話加入権		×××		負債・資本合計		×××
その他の無形固定資産		×××				
無形固定資産合計		×××				

表3 利益金処分計算書

```
病 院 名
            利 益 金 処 分 計 算 書

              平成×年×月×日

 I  当期未処分利益                          ×××
 II 利益処分額
      任意積立金
         利益準備金              ×××
         ＿＿＿＿積立金            ×××
      ＿＿＿＿＿＿＿＿＿＿         ×××   ×××
 III 次期繰越利益                          ×××
```

表4 損失金処理計算書

```
病 院 名
            損 失 金 処 理 計 算 書

              平成×年×月×日

 I  当期未処理損失                          ×××
 II 損失処理額
     1. 任意積立金繰入額
          利益準備金繰入額        ×××
          ＿＿＿＿積立金繰入額     ×××
       ＿＿＿＿＿＿＿＿＿＿＿     ×××   ×××
     2. 資本剰余金繰入額
          ＿＿＿＿剰余金繰入額            ×××   ×××
 III 次期繰越損失                          ×××
```

　病院の機械設備費や従業員の給料は固定費であり，患者の多寡による収入の増減とは，ほとんど関係なく生ずる費用である。反対に薬品購入費や材料代は，患者数の多寡による収入の増減と比例するのであって，これを変動費と言うのである。

　この総収入と費用（固定費と変動費）の間には図9のような関係がある。

　大規模病院ほど固定費は多く，小診療所ではきわめて少ない。固定費が少なければ損益分岐点はかなり低い位置にあるから，これを上回る収入を

表 5 付属明細表

有形固定資産明細表

資産の種額	期首残高	当期増加額	当期減少額	期末残高	減価償却累計額	差引期末残高	摘　要
	円	円	円	円	円	円	
計							

無形固定資産明細表

資産の種額	取得原価	当期増加額	当期減少額	減価償却累計額	期末残高	摘　要
	円	円	円	円	円	
計						

任意積立金明細表

区　分	前期末残高	当期増加額	当期減少額	期末残高	摘　要
	円	円	円	円	
計					

減価償却費明細表

資産の種額	取得原価	当期償却額	償却累計額	当期末残高	償却累計率	償却範囲額に対する過不足額	
						当期分	累　計
	円	円	円	円		円	円
計							

引当金明細表

区　分	期首残高	当期増加額	当期減少額		期末残高	摘　要
			目的使用	その他		
	円	円	円	円	円	

(注)付属明細表の様式は、ここには代表的なものを示したものであり、前記以外のものについては、一般に公正妥当と認められる会計の基準に従うものとする。

得ることは，きわめて容易である。したがって，損益分岐点分析などはほとんど必要がない。ところが病院では，この固定費が相当に高く，かつ今後ますます上昇の傾向がみられる。

こうなると，この損益分岐点は非常に重要な課題となるのである。損益分岐点を計算で算出するには，次の公式[33]を用いる。

$$x = f \div \left(1 - \frac{v}{S}\right)$$

x は損益分岐点の収入，f は固定費，v は変動費，S は総収入である。

また損益分岐点はグラフによって求めることもできる。このようなグラフを損益分岐分析図表(利益図表)と言っている。グラフによる算出方法はまず今年度の総収入が5億円とすると横軸の5億円と縦軸の5億円の交点に S 点をとり，原点0点と結ぶ。これが総収入線である(図10-①)。次に固定費が2億5千万円とすれば，横軸の5億円と縦軸の2億5千万円の交点に f 点をとり，横に平行線で結び縦軸との交点をAとする。これが固定費線である(図10-②)。第三に変動費が2億円とすれば，横軸の

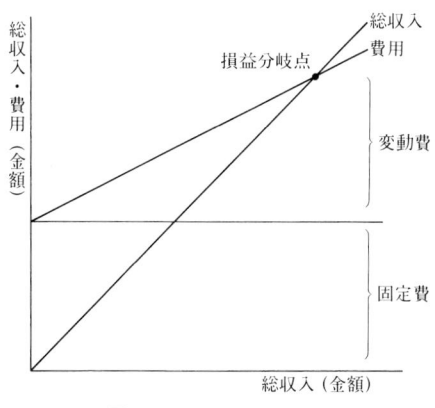

図9 総収入と費用の関係

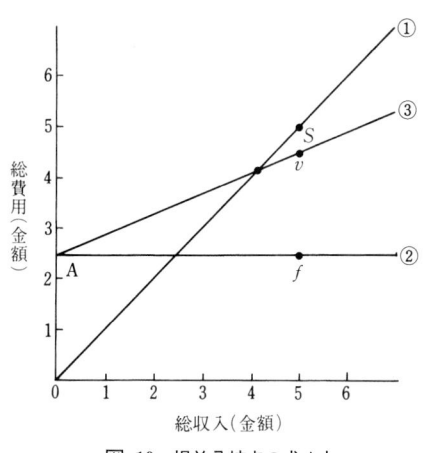

図10 損益分岐点の求め方

5億円と縦軸の②線上に2億円を加えた交点にv点をとり，A点と結ぶ。これが固定費に変動費を加えた費用線である（図10-③）。

　この③と①との交点が損益分岐点であり，この場合は約4億1,600万円であるから，総収入がこの損益分岐点4億1,600万円以上であれば，損失にならないと言うことになる。

　総収入に対する費用を差し引いた剰余金の割合が大きければ大きいほど，収益性が大であるのは当然であるが，もうひとつ，この損益分岐点の位置の高下が収益性を大きく左右する。損益分岐点の位置が高く，総収入点に近いと，少しの収入減でたちまち赤字を生ずることになる。損益分岐点が低ければ余裕があるため，安全性も高く，収益性が大きくなるのである。

　病院は営利を目的とするものではないから，利益を生ずる必要はない。しかし限られた収入で採算を合わせて運営していくためには，費用を分析して損益分岐点を算出することは，病院運営計画をたてるにあたって参考になる。

第10章

院内感染の管理

1. 病院における感染の問題

　20世紀における医療の進歩の最大のものは感染症の克服であろう。それまでの死亡の最大の原因であった感染症が治療可能な疾病となってきたことである。今次大戦後は抗生物質の登場によって，次々に死亡に直結した感染症が生命の重大な危険を伴わない疾病群へと組みかえられていった。

　これと併行して各国民間の交流も，飛行機という交通手段の大衆化によって全世界規模での大移動が日常のものとなってきた。こうなるとアフリカの局地的な伝染病であるなどと言って，通常では日本国内で発生することのない感染症でも感染の危険が生ずることになる。このような在来の常識的な感染症の激減と，新たに感染機会が生ずるかもしれない感染症対策のため，明治以来長い間法律的感染防止対策として施行されていた伝染病予防法，らい予防法，性病予防法，エイズ予防法は廃止された。

　ハンセン氏病は一般診療所で治療できる普通の病気となり，天然痘は世界から消滅してしまったが，他の感染症については，平成11年4月1日から新しい「感染症の予防及び感染症の患者に対する医療に関する法律」として新たな対策が制定された。

　この新法で感染症を1類から4類までに区分し，各感染症に応じて厚生

大臣が指定する感染症指定医療機関，都道府県知事が指定する第1種感染症指定医療機関および第2種感染症指定医療機関を法定化してこれに当たることとした。

　このように感染症を取りまく現況が大きく変化する中で，一般病院における感染の問題はどのように推移してきたのであろうか。戦後ペニシリンの臨床応用により，化膿菌感染症は全滅するかに見えた1950年代，早くも耐性菌の出現が報告され，特に病院内感染によって引き起こされる耐性黄色ブドウ球菌MRSAの感染は，その治療に対する頑固さによって注目をひいたのであった。

　また病院内感染はブドウ球菌だけに止まらない。小児病棟や小児科外来では麻疹や小児胃腸炎の感染など，日常しばしば見られていた。さらにかぜやインフルエンザなども院内でかなりの流行を起こしている。このような院内感染は通常考えられているよりも多く，10％に及ぶなどという多数の報告があり，抗生物質の登場によって感染症の時代は終ったと思っていた病院関係者に警鐘を乱打した。当病院に限ってそのような問題はないという管理者はその実態，起こっている障害を知らないのであって，そういう病院こそ問題が大きいと言うのである。

　わが国でも早くからこの耐性ブドウ球菌の感染の危険が言われてはいたが，感染者数が多いにもかかわらず比較的軽症に推移するものが多かったので，術後の体力の落ちた患者や老人患者以外は死亡に直結しなかった。そのため対策が非常に遅れ，いまだに度々新聞記事に登場している。

　次に院内感染として大きな問題を起こしたものが，ウイルス性肝炎である。これにはA型，B型，C型，その他と分類されている。A型肝炎は東南アジア諸国の常在伝染病で経口感染であるが患者発生は少ない。B型肝炎は主として血液感染で，わが国に120〜140万人のHBVキャリア(B型肝炎ウイルスHBs抗原持続陽性者)がおり，病院内で医師や看護師などが誤まって注射針で手を傷つけて感染されたり，また血液透析で透析患者が感染するなどの事故が断えない。この中には劇症肝炎を起こして数日で死

亡する場合も少なくなく社会問題にまでなった。

　C型肝炎も輸血後肝炎として度々報道されている。これはその後肝硬変や肝癌になるものがあり，死亡に至る場合もある。

　そしてとうとうエイズまでが血液製剤の投与によって院内感染を起こし，社会的大事件にまで発展した。

　このように病院は患者の治療の場ではあるが，感染者が集まってくる場所でもあり，その対処が不適切であると，いつこのような感染の危険にまき込まれないとも限らない。

　病院の責任という点から見ても，治療のために入院または通院している患者に感染させ，治療期間を長びかせ，はては治療そのものを困難にし，さらに患者に余分の多額の経済的負担まで与える行為が許されてよいはずがない。またB型肝炎の注射針穿刺事故のように病院職員が感染の危険にさらされることなど院内感染問題は広く深く病院の治療現場へ入り込んできているので，病院管理者はその予防につとめ，細心の注意をもってこの問題に対処しなければならなくなってきている。

　現在でも患者発生の数から見れば，感染症は非常に大きな病原なのであるから，この対策は今後とも病院にとって軽視することができない課題として長く残ることになるであろう。

2．院内感染防止のための対策

　感染は感染源があり，感染経路があって，感受性を有する個体にそれが行なわれた時に成立する。したがってその防止を図るためにはこの三者に対する対策が必要であり，病院としてこれを行なうためにはその計画と実施責任者が必要となる。このような病院の組織と患者層の多方面に関係する対策の責任者は病院長であろうが，院内に感染症に関心と知識が豊富な副院長や医長がおれば，その医師を責任者として対策の組織を作ってもよい。いずれにしても今日では病院の社会的責任が多岐にわたって問われる

時世になってきているので，この対策を形として作っておかなければ済まされないことになる。

1) 感染管理の組織

まずその対策の計画のための委員会が必要である。この感染管理委員会は院長直属の組織として，内科系代表，外科系代表，小児科代表の各医員に，看護部代表と事務長を加えたものとなろう。場合によってはハウスキーピング部代表も加えてもよい。

そして院内で起こった感染は，すべてこの委員会に通報することにする。この院内感染を疑わせる感染の通報制度の徹底がなかなか難しく，積極的にこの通報の発掘を計ろうとすれば，診療情報管理室（カルテ室）の協力を得て，感染患者の報告制度まで行なえれば発見の見落しは少なくなろう。

この報告は診療各科からも病棟からも，その他あらゆる部門から直接になされる。カルテ室からはカルテ上から発見された感染も通報される。このような報告によって院内感染を疑わせるようなものの存在が明らかになった場合は，委員会は病院管理者と協力して，その対策を講じることになる。また院内職員に感染者を発見した場合には，配置転換，休職，入院などの処置をとる。

このような実際の業務を行なう責任者として感染管理委員長の任命だけで終っていると，計画者の意味にとられる場合もあるので，組織として感染管理者を定めておけば，不測の事態の場合迅速な対応をとることができる。

2) 感染源とその対策

院内感染の感染源は感染している患者，感染している職員，感染している面会者，伝染源動物の四つである。

感染している患者は病院には多数存在している。明らかな感染症患者はその治療を目的に入院してくるのであるから，病院側としても他の患者へ

の感染防止についての配慮は当然行なっている。しかし併発症としてのおできや感染性皮膚疾患は見逃されやすく，大部屋に入れて院内感染を起こす源を作ることがある。このような場合は個室に隔離すべきで，治療の必要上のための個室を，料金だけで割り当てる個室の他に病院として予め用意しておかなければならない。こういう感染防止のための個室使用の割り当ての判定なども感染管理者の仕事となる。

次に感染している職員であるが，産科や新生児室では特に危険である。新生児部門の感染源は，ほとんど職員であるという多数の報告[35]がある。他部門でもインフルエンザを初め伝染性と考えられる疾患に罹患した職員は，患者と接触する業務から外されるべきである。しかしこのような場合，本人がどこに申し出れば良いのか制度として病院の体制を予め整えておかなければ効果を上げることはできない。

第3の面会者の統制は非常に難しい問題を内蔵してはいるが，今日では新生児病棟や小児病棟へは両親以外の面会は禁止している病院が多くなり，どこでも「お子様はお連れにならないで下さい」と立札を立てるようになってきた。小児伝染病の感染予防のためである。

一般病棟ではいくら看護師が良い看護を行なっても，肉親や親しい友人の与える精神的慰安を代替することは困難で，面会者を断ることはできない。したがって面会時間を定めて少しでも制限するようにするしか方法はない。

伝染源動物として，病院で注意する必要のあるのはネズミである。サルモネラ症（食中毒）などの発生をまねく。この存在の疑いがある場合は厳重な駆除を行なわなければ危険である。

3）感染経路とその対策

感染源の体内から排泄された病原体が，次の人に到達する経路が感染経路であり，接触，伝播体，伝播動物，空気経路によるものと四つに分類される。

接触による感染についてコルベック[35]は種々の例をあげて注意しているが，外科手術では患者の手術部位の皮膚の洗浄，外科医の手袋の破れの危険回避のために術者は新しい手袋を使用せよと言い，手術衣に血がはねた場合は下着の細菌はたちまち表面へ通過してくると細心の注意を要望している。

また病院職員の白衣は単なるユニホームではなく，院内感染予防のために着用するのであるから，頻繁に洗濯した長い白衣を着けないといけない。医師が防護されていない通勤着で回診を行なってはならないと述べている。

一般病棟でも患者に接するものは手洗いの励行に努めなければならず，「鼻を紙でかんだら手を洗わなければならない」としているが，院内職員に耐性黄色ブドウ球菌MRSAの保菌者は多数おり，鼻腔の内に保菌しているのであるから，患者への感染防止のためには必ず心掛けなければいけないことの一つである。

伝播体による感染は飲食物によって運ばれる経路で，細菌性食中毒などの防止のため食物に関しては，細心すぎるほどの注意を与えても十分すぎるということはない。非常に危険なのは皮膚に化膿病変を持った職員で，手にけがをしている者を勤務させてはならない。

伝播動物というのは昆虫，ダニ，ゴキブリなどによって起こる感染である。調理室内とは限らず食物の運搬途中や病室などでも起こり得るが，汚染源が問題なのであるから，近くにある汚物の掃除を行なう必要がある。

空気経路による感染は拡散された微量のものであるから，通常は実害が少ないとして軽視されがちである。ダスト・シュートは危険であるとして病院ではほとんど設備されていない。空気調和を冷暖房を兼ねてセントラル方式で行なう場合は注意が必要である。この方式は一般のビルの場合，使用ずみの空気のレタンを戻して再循環させることによって新鮮空気の導入量を減らし，熱量の節約を行なうのが普通の方法である。新鮮空気は20～30％で他は古い空気が循環している。病院でこの方法を安易に行なう

と院内感染の危険が起こる。病院には呼吸器系感染症の患者がいるので，ダクトによって全館に散布され空気が汚染される。空気中の細菌を除くための超高性能フィルターの使用や，手術部門や新生児室のような場所は切り離して百パーセント新鮮空気にして再循環を避けるなどの配慮が必要である。

4）感受性に対する対策

入院患者の感染防止対策として，免疫という手段でこれを行なうことは困難である。免疫の形成には時日を要し，さらに病者に行なうことはできないからである。

しかし院内感染の危険の対象者は患者だけでない。病院職員も感染症患者から感染させられる危険に曝されているのである。特に重大な死亡の危険に遭遇させられるもののひとつにB型肝炎の感染がある。これらの患者の採血や注射の際に，その注射針で誤って手を刺すという事故が起こることがある。本人が気がつかない場合もある。そして運悪く劇症肝炎を起こして数日で死亡するという事故が各所で多発した。そのため病院ではこの感染を予防するB型肝炎ワクチンを，その汚染を受ける危険のある医師および医療従事者に接種するようになった。また注射針による汚染事故に気付いた場合は，免疫グロブリン製剤（抗HBs人免疫グロブリン）の投与によって速やかに予防措置を行なう必要がある。

このように有効なワクチンがあるものは幸いで予防対策が立てられる。しかしまだ開発されていない疾病もあり，院内感染防止の問題は今後も永く病院の大きな課題として残されている。

第11章

病院業務の電子化

1. コンピュータ化の進展

　現代の革命はコンピュータの登場によって行なわれつつある。ほとんどの機械にコンピュータが組み込まれ，個人の日常の生活そのものの中にまでそれが深く浸透してきている。人間がコンピュータに管理される時代になってきた。戦前の無声映画時代のチャップリンの「モダンタイムス」の世界が笑い話でなくなったのである。

　その利便さによって，設定されたソフトが下手な個人の思考を上回り，コンピュータまかせという業務態度が可能になってきた。物の生産の場でのコンピュータ化の加速はすさまじいもので，オートメーションが文字通りのものとなって，機械が独りで物を生産するようになった。サービス部門にもこの流れは押し寄せ，駅の自動改札機であるとか，コンビニエンス・ストアの販売食品のバーコードによる管理販売体制など枚挙に暇がない。

　病院の場合もその例外ではない。まず金銭収支が完全にコンピュータ化された。収支明細表はこれによって容易に作成されるようになった。次はレセプト作成のコンピュータ化である。今日もはや社会保険の診療報酬請求明細書を手書きで作成している病院はないであろう。こうしてその次は物の管理のコンピュータ化に進む。

病院で最も大量に多額に消費されているのは薬品である。特に注射薬の在庫管理は悩みの種であった。外来各診療科や病棟各ナースステーションにそれぞれ不良在庫が生じるからである。在庫数日分に限る配給体制を布くことが難しかったものが、今日ではそれが容易な業となってきた。こうなると、もうしめたもので他の物品の配給管理などはもはや誰にでも可能になってくる。

　こうして今まで他産業にくらべて見劣りがしていた病院の管理体制がコンピュータ化の進展によって一気に追いついてきたのである。

　こうしてコンピュータの急速な普及によって近代化が進展してきた病院にとって、残された改革を必要とする部門は医師の行なう診療部門となった。

　医療は芸術のような一面もあり、標準化が困難ということも言われる。人には能力差があって、誰もが同質同等の医療行為ができるわけではないからである。

　そのため病院としては有能な医師を集めることが医療内容の向上につながり、自分の病院の医療レベルがどの程度のものか自己評価することも必要となり、医療の評価という技術やその方法なども開発されてきたのであった。

　このような流れの過程で最近医療向上の手段のひとつとして浮上してきた方法に電子カルテがある。これはカルテの手書きをコンピュータ入力で代替するだけであるが、その波及効果は非常に大きい。記載者本人しか読めなかったカルテが誰にでも読めることになるからである。

2．電子カルテの登場

　アルファベットによる欧文は手書きによる場合は、その人の書き癖を会得するまでは非常に読むのに難渋する。まして他人に読ませるつもりがなく書き擲った文章などは読みようがない。そこで早くからタイプライター

が普及し，記事を書く時間が勝負のような新聞記者までがタイプライターで原稿を作成するようになったものと思われる。

これに反しわれわれの日本語は，漢字という絵文字を所々に入れ，平仮名と片仮名をそれに混ぜて書くのであるから，記入するのは時間が少しかかるが読むのは絵入りであるから非常に楽で早い。俗に斜め読みという方法もあり，大意を捉むためだけなら一字ずつ全部読まなくても眺めただけでわかる。

従ってかなり酷く崩して書かれても意味がわからないことは少ない。加えてこの日本語を機械化しようとして和文タイプライターを開発したが，漢字を一字ずつ拾うのであるから業務能率を向上させるのが困難であった。印刷所の場合でも文選と植字という活字を拾う作業が主体であった。こうして日本語の機械化は困難と言われ，コンピュータ化の動きが始まってもこの部分の進み方は鈍かった。

それが電子化が始まると共にドットというやり方が導入され，文字を微小な点の集りで作成することになってきた。初期の頃はその集った点が疎く，活字で印刷したものとその鮮明度に差異があったが，今日ではまったくその欠点は解消され活字印刷が消滅してしまったのである。机上のコンパクトなワード・プロセッサーによって，すべての漢字の印字が可能になり，印刷業界までもが大革命を起こして生まれかわった。

さらに現代の若者にパソコンが驚異的に普及しつつある。遊びのゲームが組み込まれたことによって，遊びの道具のひとつになってしまったのである。加えて現在進行中のインターネットの普及がある。米国におけるこの普及の現状から見て，わが国でもこのブームは起こるに違いない。こうしてパソコンのキーボードを叩くことが誰にでもできるということになると，これが病院の業務に影響を及ぼさないはずがない。

まず第1段階は診療報酬請求明細書レセプトのコンピュータ化から始まった。次いで他の事務部門の業務も次々にコンピュータ化され，事務職員のいる場所にコンピュータ端末装置は必ず置かれているという状態に

なってきた。

　そしてここからが第2段階である。これらの病院のコンピュータ化の波に巻き込まれず，まったく我関せずと無関係に見えていたのが医師と看護師の部門である。これらの人達は学習課程にコンピュータやパソコン操作などはなかったので，取り残されたような形で存在していた。しかし若い医師や看護師は遊び道具としてパソコンに触れてきているのである。

　こういう状況になってくれば，カルテや看護記録をパソコンで入力してもらうことも不可能でなくなってくる。年賀状までみなパソコン操作で作成する年代なのであるから，カルテを手書きしないで電子化することが夢でなくなってきた。

3．電子カルテの実用化とその認定

　平成11年4月厚生省は「診療録等の電子媒体による保存について」という通知を出し，さらに同年10月その解説書を発行し，電子カルテによる診療録を認めることとした。

　①真正性の確保，②見読性の確保，③保存性の確保の3つの基準を満たす場合には電子媒体による保存を認めるということになった。そしてこの基準を満たすためには，技術的な対応と組織的な対応が必要であるとした。技術的な対応はメーカー側の問題で，組織的な対応は病院側の運用管理規程による対応である。

　ここで規定された電子カルテの内容はデジタル信号で入力された記録であり，画像に圧縮をかけた場合には条件が付いている。しかし公式に電子カルテを認定した意義は大きく今後の発展が期待されることになった。

　わが国の電子機器はまだ発展し続けるに違いない。現状の欠点も補正されていくことであろう。現状だけで考えれば，紙のカルテで行なっていたことをコンピュータの画面に写し代えただけのように見える。また放射線科医の読影記録に続けてエックス線写真の画像も表示されるから，フィル

ムを取り寄せてシャーカステンに写し出す手間がはぶけて便利になる。しかしこれだけの便利さだけが進むのであろうか。これだけなのであれば，投下費用があまりにも過大である。電子カルテに経費を割くのは無駄でしかない。

　確かに今のところは中央診療部門を始めとする診療各科に分散していた診療情報を画面に集約できるようになった段階である。紙のカルテで見られたものが画面で見られるだけであるが，将来は非常な発展が予想される。

　現在，病院のコンピュータ化はかなり進み，診療部門を除いてはオーダリング・システムや業務管理の仕事内容はもうシステム化されていると言ってよい。それぞれの部門ごとの業務統計や管理指標はやる気さえあればコンピュータから抽出できる所まできている。

　ところが病院業務の中心である医師の診療内容の完全な情報が入力されていないので，コンピュータによる分析にも限界があり，医療内容の向上につながるような改善システムを考えることができなかった。

　それがこの肝心の部分である診療内容の完全なすべての情報がコンピュータに入力されるということになれば，現在考えても見なかったような診療の標準化であるとか，診断の効率化や高度化が機械的にシステムとして行なうことができるのではないかとも思われるのである。

　カルテの電子化は，このように院内各所に分散している紙のカルテの画面への集約という物理的な効用だけに止まらず，コンピュータによる診療の質の変化という局面へ発展していくのではあるまいか。

　こうなるとカルテの保管場所の縮小であるとか，その人員の節減などという問題ではなくなって次の医療改革の推進力になるものと思われてくる。

　またその前段階として現実的な対応の最初の過程として，医師のカルテ記載の機械による標準化は，単純な面でも大きな影響を医療に与えることであろう。電子カルテは誰にでも読めるカルテになるからである。今日カルテの開示や診療情報の提供が大きな社会問題になってはいるが，現状の

ような記載した医師本人しか読めないカルテを開示してもどうにもならない。このためにも次の段階としてカルテの電子化は踏むべき道筋のように思える。こうしてカルテに書かれた文字が全部誰にでも読めるということになれば，必ず大きな変化が起きてくる。医療の密室性が払拭されてしまうからである。

　もちろん利点には欠点も大きく付きまとう。守秘が困難になってくることで，現在でも完全な守秘は難しいが，医師の書いた文字は読めないという前提でこれが行なわれてきた。それが誰でも読めるとなると，現在以上の防護対策がまず必要になってくる。

　現在すでに各病院で電子カルテの開発が進み，実用化しているところもある。しかし現状の紙カルテをただ電子化すれば良いというものではない。紙カルテの管理体制の中で問題であったことが，そのまま電子カルテに引き継がれてくる。たとえば記憶保存容量は無限ではない。全部のカルテを一元化して永久に運転することは非能率であるし不可能でもあろう。そうなるとたとえば入院カルテと外来カルテを分離し，外来カルテにはその退院時の入院経過抄録を入れるという紙カルテで行なっていた合理的方法なども引きつがざるを得ない。カルテ管理の体制をまずその前に整えなければならないのである。

　電子カルテにすれば在来の方法の利点も欠点も増幅して表面化してくる。わが国の実状に合った最適の管理方法を考え，その標準方法を普及させることがこの成功の鍵のように思える。このように次の医療改革は電子カルテの合理的な標準ソフトの実用化，普及化から始まるに違いない。

文献

1) MacEachern, Malcolm T.：Hospital Organization and Management 3rd edition, Physicians Record Company, Berwyn, 1962.
2) 神崎三益：医療保険制度に対する病院人の希望，病院，25(1)，27，1966.
3) 前田信雄：国民健康保険制度成立前史，経済学（東北大学経済学会），66-67号，525，1963.
4) 曽田長宗：医療の社会化と医学の社会化，からだの科学，25号，2-5，1969.
5) 守屋 博：文芸春秋，昭和51年2月号，302-307，1976.
6) テーラー伝（上野陽一：能率学原論，技報堂，1955による）．
7) Taylor, Frederick W.：Shop Management, Trans. of the ASME. Vol. 24, 1903（都築 栄訳：工場管理論，理想社，1958．上野陽一訳編：科学的管理法（収録），技報堂，1957）．
8) Taylor, F. W.：A Piece Rate System, Trans. of the ASME. Vol. 16, 1895（上野陽一訳編：科学的管理法（収録），技報堂，1957）．
9) Taylor, F. W.：Principles of Scientific Management, Harper & Brothers Publishers, New York, 1911（上野陽一訳編：科学的管理法（収録），技報堂，1957）．
10) Taylor, F. W.：Testimony before Special House Committee ; Scientific Management, Harper & Brothers Publishers, New York, 1947（上野陽一訳編：科学的管理法(収録)，(1912年発行国会議事録第3巻1377〜1508より「特別委員会における供述」)，技報堂，1957）．
11) Drucker, Peter F.：The Practice of Management, Harper & Brothers Publishers, New York, 1954（野田一夫監訳：現代の経営，ダイヤモンド社，1965）．
12) フェイヨル伝（都築 栄訳書[12]付録による）
13) Fayol, Henri：Administration industrielle générale, 1906. L'Eveil de l'Esprit Public, 1917(都築 栄訳：産業並に一般の管理，風間書房，昭33）．
14) Allen, Louis A.：Management and Organization, McGraw-Hill Book Company, Inc., New York, 1958（高宮 晋監訳：管理と組織，ダイヤモンド社，1960）．
15) 守屋 博：病院医療における主治医権，病院管理，2 (1)，31，1965.
16) Mayo, Elton：The Human Problems of an Industrial Civilization, Macmillan, New York, 1933（村本栄一訳：産業文明における人間問題，日本能率協会，1960）．
17) Mayo, E.：The Social Problems of an Industrial Civilization, Harvard Univ. Press, Cambridge, 1945（藤林敬三・名和統一訳：アメリカ文明と労働，有斐閣，1951）．

18) Roethlisberger, Fritz J.: Management and Morale, Harvard Univ. Press, Cambridge, 1938 (野田一夫・川村欣也訳:経営と勤労意欲, ダイヤモンド社, 1953).
19) Roethlisberger, F. J. & Dickson, W. J.: Management and the Worker, Harvard Univ. Press, Cambridge, 1939.
20) 橋本寛敏・守屋 博:病院と院長, 1955.
21) Drucker, P. F.: The Landmarks of Tomorrow, Harper & Brothers Publishers. New York, 1957 (現代経営研究会訳:変貌する産業社会, ダイヤモンド社).
22) 島内武文・前田信雄・車田松三郎:診療センターおよびグループ・プラクティス (医師会病院) について, 病院, 22 (2), 39, 1963.
23) 守屋 博:臨床病理創作記, 医学のあゆみ, 59巻別冊 (最近の臨床検査と問題点), 62, 1966.
24) 永澤 滋・高橋政祺, 他:リハビリテーションセンターの設置と運営に関する研究, 病院管理, 1 (1), 37, 1964.
25) 吉武香代子:夜勤専従制度のすすめ, 病院, 25 (12), 44, 1966.
26) 厚生省関東信越医務出張所編:メジカル・ソーシャル・ワーカー執務基準, 1952.
27) MacEachern, M. T.[1]による.
28) Weed, Lawrence L.: Medical Record, Medical Education and Patient Care, Year Book Medical Publishers, Chicago, 1969 (紀伊国献三他訳:診療記録, 医学教育, 医療の革新Problem-Oriented Medical Recordによる試み, 医学書院, 1975).
29) 日野原重明:POS, 医療と医学教育の革新のための新しいシステム, 医学書院, 1975.
30) 林 博史, 他訳:POSの原点と応用, 医学書院, 1987(原著:Hurst, J. W. & Walker, H. K.: The Problem-Oriented System. Williams & Wilkins, 1972).
31) 上野陽一:新版能率ハンドブック, 技能堂, 1954.
32) 厚生省医務局監修:病院会計準則 (改正版) とその手引, 社会保険研究所, 1983.
33) 国弘員人:新版損益分岐点断講, ダイヤモンド社, 1967.
34) 厚生省肝炎対策推進協議会:B型肝炎感染防止の推進について, 1987.
35) Colbeck, John C.: Control of Infections in Hospitals, American Hospital Association, Chicago, 1962 (永澤 滋監訳:病院内感染の管理, 医学書院, 1965).
36) Ponton, Thomas R.: The Medical Staff in the Hospital, 2nd edition, Physicians Record Company, Chicago, 1955.
37) 高橋政祺, 棟田三保:病院医療評価指標としての院内死亡率について——その意義と計算方法, 日本病院会雑誌, 38 (1), 51〜55, 1991.
38) 伊藤良仁:病院医療評価指標としての院内術後死亡率に関する研究, 日本病院会雑誌, 38 (2), 157〜164, 1991.

付録　医療専門職の種類とその資格

名　称	根拠法律	業務の内容	養成の過程	試　験	免　許
医師	医師法 昭23.7.30	医師は，医療及び保健指導を掌ることによって公衆衛生の向上及び増進に寄与し，もって国民の健康な生活を確保するものとする。(医師でなければ医業をなしてはならない)	高卒→医科大学(6年)	厚生大臣	厚生大臣
歯科医師	歯科医師法 昭23.7.30	歯科医師は，歯科医療及び保健指導を掌ることによって公衆衛生の向上及び増進に寄与し，もって国民の健康な生活を確保するものとする。(歯科医師でなければ歯科医業をなしてはならない)	高卒→歯科大学(6年)	厚生大臣	厚生大臣
薬剤師	薬剤師法 昭35.8.10	薬剤師は，調剤，医薬品の供給その他薬事衛生をつかさどることによって，公衆衛生の向上及び増進に寄与し，もって国民の健康な生活を確保するものとする。	高卒→薬科大学(4年)	厚生大臣	厚生大臣
看護師	保健婦助産婦看護婦法 昭23.7.30	傷病者若しくはじょく婦に対する療養上の世話又は診療の補助をなす。	1．高卒→看護大学(4年) 2．高卒→短大，看護学校(2年) 3．高卒→准看→短大，看護学校(2年) 4．中卒→准看(実務3年または高卒)→看護学校(2年)	厚生大臣	厚生大臣
准看護師	保健婦助産婦看護婦法 昭26.4.14改正	医師，歯科医師又は看護婦の指示をうけて，傷病者若しくはじょく婦に対する療養上の世話又は補助をなす。	1．中卒→看護高校(3年) 2．中卒→准看護学校(2年)	都道府県知事	都道府県知事
保健師	保健婦助産婦看護婦法 昭23.7.30	保健婦の名称を用い，保健指導に従事する。	1．高卒→看護大学(4年) 2．看護婦国試受験資格→短大，保健婦学校(1年)	厚生大臣	厚生大臣
助産師	保健婦助産婦看護婦法 昭23.7.30	助産又は妊婦じょく婦若くは新生児の保健指導をなす。	1．高卒→看護大学(4年)		

156　付録

付録のつづき ①

名　称	根拠法律	業務の内容	養成の過程	試　験	免　許
			2．看護婦国試受験資格 → 短大, 助産婦学校 (1年)	厚生大臣	厚生大臣
診療放射線技師	診療放射線技師法 昭43.5.23改正	医師又は歯科医師の指示の下に, 放射線を人体に対して照射（撮影を含む）する。	1．高卒→大学（放射線技術）(4年) 2．高卒→短大, 放射線技術学校 (3年)	厚生大臣	厚生大臣
臨床検査技師	臨床検査技師, 衛生検査技師等に関する法律 昭45.5.21改正	臨床検査技師の名称を用いて, 医師の指導監督の下に, 微生物学的検査, 血清学的検査, 血液学的検査, 病理学的検査, 寄生虫学的検査, 生化学的検査及び政令で定める生理学的検査を行なう。	1．高卒→医療技術大 (4年) 2．高卒→短大, 検査技術学校 (3年)	厚生大臣	厚生大臣
衛生検査技師	臨床検査技師, 衛生検査技師等に関する法律 昭45.5.21改正	衛生検査技師の名称を用いて, 医師の指導監督の下に微生物学的検査, 血清学的検査, 血液学的検査, 病理学的検査, 寄生虫学的検査及び生化学的検査を行なう。	大卒 (6～4年)（医・歯・獣医・薬・医療技術）	──→	厚生大臣
理学療法士	理学療法士及び作業療法士法 昭40.6.29	理学療法士の名称を用いて, 医師の指示の下に, 理学療法を行なう。 （理学療法とは, 身体に障害のある者に対し, 主としてその基本的動作能力の回復を図るため, 治療体操その他の運動を行なわせ, 及び電気刺激, マッサージ, 温熱その他の物理的手段を加えることをいう）	1．高卒→大学（理学療法）(4年) 2．高卒→短大, 理学療法学校 (3年) 3．作業療法士→理学療法学校 (2年)	厚生大臣	厚生大臣
作業療法士	理学療法士及び作業療法士法 昭40.6.29	作業療法士の名称を用いて, 医師の指示の下に, 作業療法を行なう。 （作業療法とは, 身体又は精神に障害のある者に対し, 主としてその応用的動作能力又は社会的適応能力の回復を図るため手芸, 工作その他の作業を行なわせる）	1．高卒→大学（作業療法）(4年) 2．高卒→短大, 作業療法学校 (3年) 3．理学療法士→作業療法学校 (2年)	厚生大臣	厚生大臣
視能訓練士	視能訓練士法 昭46.5.20	視能訓練士の名称を用いて, 医師の指示の下に, 両眼視機能に障害のある者に	1．高卒→視能訓練学校 (3年) 2．大学 (2年) →視	厚生大臣	厚生大臣

付録のつづき ②

名　称	根拠法律	業務の内容	養成の過程	試　験	免　許
		対するその両眼機能の回復のための矯正訓練及びこれ必要な検査を行なう。	能訓練学校（1年）		
言語聴覚士	言語聴覚士法 平9.12.19	言語聴覚士の名称を用いて，音声機能，言語機能又は聴覚に障害のある者についてその機能の維持向上を図るため，言語訓練その他の訓練，これに必要な検査及び助言，指導その他の援助を行う。	1．高卒→大学（言語聴覚士）（4年） 2．高卒→言語聴覚士学校（3年） 3．大卒→言語聴覚士学校（2年）	厚生大臣	厚生大臣
義肢装具士	義肢装具士法 昭62.6.2	義肢装具士の名称を用いて，医師の指示の下に，義肢及び装具の装着部位の採型並びに義肢及び装具の製作及び身体への適合を行なう。	1．高卒→義肢装具学校（3年） 2．大学（1年）→義肢装具学校（2年） 3．技能検定→義肢装具学校（1年）	厚生大臣	厚生大臣
臨床工学技士	臨床工学技士法 昭62.6.2	臨床工学技士の名称を用いて，医師の指示の下に，生命維持管理装置の操作（生命維持装置の先端部の身体への接続又は身体からの除去）及び保守点検を行なう。	1．高卒→大学（4年） 2．高卒→臨床工学学校（3年） 3．大学（2年）→臨床工学学校（1年） 4．大学（1年）→臨床工学学校（2年）	厚生大臣	厚生大臣
救急救命士	救急救命士法 平3.4.23	救急救命士の名称を用いて医師の指示の下に救急救命処置を行う。	1．高卒→大学（救急救命士）（4年） 2．高卒→救急救命士養生所（2年）	厚生大臣	厚生大臣
歯科衛生士	歯科衛生士法 昭30.8.16改正	歯科医師の直接の指導のもとに，歯牙及び口くうの疾患の予防処置として左に掲げる行為を行なう（女子）。 1．歯牙露出面及び正常な歯ぐきの遊離縁下の付着物及び沈着物を機械的操作によって除去する。 2．歯牙及び口くうに対して薬物を塗布する。 3．歯科診療の補助をなす。	高卒→短大，歯科衛生学校（2年）	厚生大臣	都道府県知事
歯科技工士	歯科技工士法 昭57.1.8改正	歯科技工を業とするもの。（歯科技工とは，特定人に対する歯科医療の用に供する補てつ物，充てん物又は矯	高卒→歯科技工学校（2年）	厚生大臣	厚生大臣

付録のつづき ③

名　称	根拠法律	業務の内容	養成の過程	試　験	免　許
		正装置を作成し，修理し又は加工することをいう）			
管理栄養士	栄養士法 昭37.9.13改正	栄養の指導に従事する業務であって複雑又は困難なものを行なう。	1. 高卒→栄養大学（4年） 2. 短大，栄養学校（2年）→実務（2年） 3. 短大，栄養学校（3年）→実務（1年）	厚生大臣	厚生大臣
栄養士	栄養士法 昭37.9.13改正	栄養士の名称を用いて栄養の指導に従事する。	高卒→短大，栄養学校（2年または3年）		都道府県知事
調理士	調理士法 昭35.5.10	調理士の名称を用いて，調理の業務に従事する。	中卒→ 1. 調理士養成所（1年） 2. 実務（2年）→講習 3. 実務（2年）	都道府県知事	都道府県知事
診療情報管理士	現在まだ国家資格はないが，日本病院会で2年間の通信教育による養成を行なっており，所定の科目を履修し試験に合格したものを日本病院会が認定して，診療情報管理士という名称で登録している。この養成の大学や専門学校も誕生した。				
医療ソシアル・ワーカー	大学の社会福祉学科（4年）の卒業生が，病院で研修を行なって，従事している。医療ソシアル・ワーカー養成の課程もできている。				

索引

B 型肝炎　141,145
C 型肝炎　141
central supply　100
CT スキャナー　87
HBV キャリア　140
MRI　87
POMR　110
SOAP　111

あ

アメリカ外科学会　7
安全性　30

い

インフォームド・コンセント　33
医師　71
医師と看護婦の関係　62
医師等の責務　33
医師の家　5
医師の倫理　14
医事　114
医長回診　124
医は仁術　13,28
医薬品情報センター　103
医薬品の補給　103
医薬分業　103
医療技術員　75
医療計画　17
医療研究　25
医療圏　16
医療行為　30
医療行為比較報告　112
医療辞退連盟　21
医療社会事業　107
医療需要　17

医療制度　14
医療ソシアル・ワーカー　107
医療の社会化　14
医療の地域計画　14
医療の評価　147
医療の普及　13,14
医療の密室性　151
医療廃棄物　117
医療費　17
医療費負担　14
医療評価　112,122
医療福祉相談部門　107
医療法第1条　9,23
医療用ガス　116
委員会制度　60
一次予防　85
1本渡し制　104
一県一医大政策　2
一般食　105
院内感染　139
院内死亡率　126
院内死亡率精率　127
院内術後死亡率　127
院内新生児死亡率　127

う

ウイルス性肝炎　140
受持医　63

え

エイズ　141
エイズ予防法　139
栄養士　106
営利性の排除　9
液体酸素　116

お

オーダリング・システム　104,120
オートアナライザー　87
オートクレーブ　100
オートメーション　146
お賽銭　1
小川笙船　3
小野田敏郎　12

か

カルテ　26,109
カルテの開示　33,150
カンファレンス数　129
下部管理限界　125
価値分析　114
科学的管理法　35,122
課程　37
画像圧縮　149
介護サービス　20
介護保険制度　20
介護保険法　3
会計書類　131
回復室　94
階層　52
外来診療　82
看護　99
看護基準　121
看護単位病棟　81
看護師　73
看護師数　99
看護部門　97
神崎三益　10
患者給食　105
患者食堂　106

160　索引

患者の宿　5
患者日　125
感受性　141
感染管理委員会　142
感染管理者　142
感染経路　141,143
感染源　141,142
感染症　139
感染症指定医療機関　140
感染性廃棄物　118
感染防止　31
感染率　129
管理栄養士　106
管理課　49
管理権　64
管理の基本的要素　40
癌の告知　33

き

キュア cure　18
企画調査　113
企画調査室　49
企業会計制度　131
帰属意識　72
基準看護　99
機能欠損の予防　95
機能分化論　6
技術上の盲点　39
技術的な対応　149
義肢装具士　96
救急医療　16
救急医療体制　84
救急診療　84
給食部門　104
許可病床数　125
杏雲堂　5
協調　43
協力の依頼　52
教育訓練　79
教育的な助言　63
業務の合理化　119
業務量の指標　41
近代的看護　98
近代的管理　40

金銭的数値　41
勤労意欲　67

く

空気調和　144
軍隊式組織　47

け

ケア care　18
計画　40
"計画"と"実行"　39
経営管理論　35
劇症肝炎　140
結果の概況　126
検体検査　91
検討を要する手術　129
権限と責任　53
言語聴覚士　96

こ

コンピュータ　119
コンピュータ化　146
小石川養生所　3
固定費　132
個人スタッフ　59
工場管理論　36
公共性　15,28
公的病院嗜好　11
光明皇后　3
効率的な医療　19
高機能病院　16,87
高機能病院の外来　6
購買技術者　114
国民皆保険　1,10

さ

作業研究　39
作業療法士　96
採算性　73,132
在庫管理　104,147
在宅医療　17

在宅サービス　20
財務　114
財務諸表　131
3交替勤務　99
参加させる　79
産業並に一般の管理　46
残存機能　95,97

し

死の覚悟　33
指示の伝達　119
指令の統一　51
施設サービス　20
施設部門　115
施薬院　3
視能訓練士　96
自動分包機　102
事業部制組織　49
事務員　76
事務部門　113
時間研究　37
磁気共鳴画像撮影装置　87
実働病床数　125
社会政策　2
社会的入院　20
社会的満足　68
社会復帰　18,95
手術申込票　94
主治医　63
主治医権　64
守秘が困難　151
終身雇用制　68
終末期医療　21
順天堂　5
上部管理限界　125
常在伝染病　140
食事の摂取　104
食事療法　105
食生活　104
職業訓練　95
診断の効率化　150
診療記録　109
診療記録の価値　111
診療記録の索引　112

診療情報管理士　111
診療情報管理部門　109
診療情報の管理　31
診療情報の提供　150
診療センター　83
診療チーム　60
診療の標準化　150
診療の補助　97
診療放射線技師　75
人事　114

す

スタッフ　47
スタッフ・アシスタント　59
ズク運びの実験　38

せ

ゼネラル・スタッフ　48
生活給　69
生活習慣病　3,104
生理機能検査　91
性病予防法　139
精神的な満足　68
製剤　102
専門化と分業　50
専門外来　83
専門スタッフ　48
全院内死亡率　126
全国研究会　11
全職種の研究活動　11

そ

組織　41
組織図　51,57
組織的な対応　149
組織と目的　50
組織の原則　50
組織論　45
早期新生児死亡率　12
総合病院　2
総婦長制度　62

総務　113
総務課　49
卒業後教育　26
尊厳死　21
損益計算書　131
損益分岐点分析　132

た

タスク・マネジメント　36
対診　81
対診率　128
耐性黄色ブドウ球菌　140
耐性菌　140
貸借対照表　131

ち

地域医療計画　16,85
地域医療への協力　24,85
治療食　105
中央技術部門　86
中央検査室制度　91
中央手術部　93
中央診療施設　2,86
中央配膳　106
中央滅菌材料室　100
注射薬補給業務　104
調剤　102
調剤所　102
調理士　106

つ

通常の業務　121
使い捨て　101

て

テーラー　35
ディスポーザブル用品　101
デッドストック　104
手洗いの励行　144
定数配置制　104

帝王切開術の率　129
哲学上の盲点　39
天然痘　139
転帰　21
伝染源動物　143
伝染病予防法　139
伝播体　144
伝播動物　144
電気工事士　115
電子カルテ　113,147
電子媒体による保存　149

と

ドラッカー　39
統計的な管理限界　124
統計的品質管理　124
統制の限界　55
動機づけ　42,67,79
動作研究　66
特別食　105
読影記録　89

な

長崎養生所　4

に

2元指令　51
二次予防　85
日本病院協会　10,11
入院診療　81
入院日数の数え方　6
人間関係論　65
人間工学　39
妊産婦死亡率　12

ね

年功序列型賃金　68

の

ノルマ　37

能率給　69

は

ハウスキーパー　118
ハウスキーピング部門　117
ハンセン氏病　139
配膳方式　106
箱渡し制　104
橋本寛敏　10,41
発生源入力　120

ひ

非営利の機関　28
被曝防護　90
悲田院　3
評価　43
標準化　120
病院医療　2,23
病院医療評価機構　124
病院運営計画　138
病院会計準則　132
病院管理学　2
病院管理学の発展　5
病院管理学部　8
病院管理研究所　7
病院管理者　71,77
病院構成部門　56
病院組織　56
病院長　78
病院認定のための基準　110
病院の機能　23
病院の近代化　9
病院廃棄物　101
病院標準化運動　7,123
病院倫理　27
病室の形態　24
病床規制　17
病棟配膳　106
病歴室　109
品質の保障　29
品性　78

ふ

フェイヨル　45
フェイヨルの橋　53
プライマリケア　16
不良在庫　104
服薬指導　103
複数献立　106
物理療法　96

へ

ペインクリニック　93
平均在院日数　126
平均入院日数　126
平均病床利用率　125
変動費　132

ほ

ホーソン工場の実験　65
ボイラー技士　115
ポンペ　4
保清係　117
包括的医療　18
放射線医　89
放射線部　88
防災対策　31
防曝　94
剖検率　128

ま

マッケクレン　8
待ち時間　83
麻酔医　93
麻酔部　93
慢性病院　3

め

滅菌作業　100
免疫　145
面会者の統制　143

も

モラールの向上　67
目標による管理　40
守屋博　21
問題指向型医療記録　110

や

約束食事箋　105
薬剤部　102
薬剤部門　102
薬品試験検査　103
薬品費　103
薬礼　2
薬局　102

ゆ

輸血後肝炎　141
輸血部　92
唯一最善の方法　37,66
有床診療所　10

よ

与薬　103
予防保全　116
予約制度　82
用度　114
洋式病院　4

ら

ライン・アシスタント　59
ライン・スタッフ組織　47
ライン組織　47
ラインとスタッフ　58
らい予防法　139

り

リハビリテーション　18

リハビリテーション専門医　96
リハビリテーション部　95
利益第一　29
理学療法士　96
療養型病床群　3
療養上の世話　97
倫理的対応　16
稟議書　54

臨床検査技師　75
臨床検査部　91

れ

例外の業務　121
例外の原則　54

ろ

老人医療　19
老人病院　3

わ

ワード・プロセッサー　148

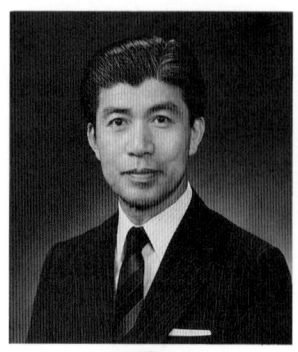

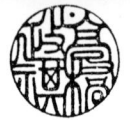

高橋政祺　Masayoshi Takahashi

昭和27年3月　日本大学医学部卒業。
同年4月　日本大学医学部助手（産婦人科学，公衆衛生学）。
昭和33年1月　専任講師（病院管理学）。
昭和45年6月　助教授。
同年7月　杏林大学医学部教授。
平成5年4月　名誉教授。

著書に「病院管理大系第2巻」，「医療学入門」（以上　医学書院，編著）。
「疾病分類マニュアル」（医学書院，共著）。
「改訂診療情報管理論」（上，下），「新病歴管理」（以上　東京丸の内出版」。
「診療録管理学」（クリエイト出版）。

現住所：東京都文京区本郷5-29-13
　　　　赤門アビタシオン704号